社区卫生服务技术规范丛书

社区卫生诊断技术手册

（试　用）

主　　编　董燕敏　陈博文
编写人员　（按姓氏笔画排序）

　　　　　　王　斌　刘利群　刘爱民　许宗余
　　　　　　宋桂德　李士雪　芦文丽　杨文秀
　　　　　　金生国　周　巍　郝晓宁　黄金虎
　　　　　　董　雪

北京大学医学出版社

图书在版编目（CIP）数据

社区卫生诊断技术手册（试用）/董燕敏，陈博文主编．—北京：北京大学医学出版社，2008.3
（社区卫生服务技术规范丛书）
ISBN 978-7-81116-452-7

Ⅰ．社… Ⅱ．①董… ②陈… Ⅲ．社区医学：诊断学－技术手册 Ⅳ．RRR-62

中国版本图书馆 CIP 数据核字（2008）第 006156 号

社区卫生诊断技术手册（试用）

主　　编：董燕敏　陈博文
出版发行：北京大学医学出版社（电话：010-82802230）
地　　址：（100083）北京市海淀区学院路 38 号 北京大学医学部院内
网　　址：http://www.pumpress.com.cn
E-mail：booksale@bjmu.edu.cn
印　　刷：北京瑞达方舟印务有限公司
经　　销：新华书店
责任编辑：高　瑾　　责任校对：杜　悦　　责任印制：郭桂兰
开　　本：850mm×1168mm　1/32　印张：6.75　插页：1　字数：110 千字
版　　次：2008 年 3 月第 1 版　2008 年 3 月第 1 次印刷
书　　号：ISBN 978-7-81116-452-7
定　　价：15.80 元

版权所有，违者必究
（凡属质量问题请与本社发行部联系退换）

序

党中央、国务院高度重视城市社区卫生工作,并将发展社区卫生服务作为深化城市医疗卫生体制改革和有效解决群众看病难、看病贵等问题的重要举措,作为构建新型城市卫生服务体系的基础。2006年2月,《国务院关于发展城市社区卫生服务的指导意见》(国发〔2006〕10号)(以下简称《指导意见》)提出,到2010年,全国地级以上城市和有条件的县级市要建立比较完善的社区卫生服务体系,社区卫生服务机构设置合理,服务功能健全,人员素质较高,运行机制科学,监督管理规范,居民可以在社区享受到疾病预防等公共卫生服务和一般常见病、多发病的基本医疗服务。《指导意见》还明确要求健全社区卫生服务技术操作规程和工作制度。

近年来,在各级政府和各有关部门的共同努力下,城市社区卫生工作取得了积极的进展。目前,全国已建成社区卫生服务中心5000多个、社区卫生服务站近18000个,从事社区卫生工作的卫生技术人员达26万人。社区卫生服务功能不断完善,服务水平不断提高,并因其便捷、经济的特点受到群众的普遍欢迎。研究制订符合我国国情的社区卫生服务技术规范，对于规范社区卫生服务机构及其医务人员的专业技术行为，提高服务能力，保证服务质量，为居民提供安全、有效、便捷、经济的公共卫生和基本医疗服务具有重要意义。

为贯彻落实《指导意见》，我司委托中国社区卫生协会组织相关领域专家，以科学、有效、可行为原则，开展社区卫生服务技术规范的研究制订工作。现在已经完成了第一批技术规范的研制工作，并在东、中、西部遴选了十个城市进行试用，期待在实践应用中加以修改和完善。

现将第一批社区卫生服务技术规范丛书（试用）出版发行，供各地在工作中使用。随着社区卫生服务的发展，其他相关技术规范也将陆续推出。希望各地加强社区卫生服务技术规范（试用）的推广应用，加强内涵建设，促进社区卫生服务事业的健康、可持续发展。

卫生部妇幼保健与社区卫生司
2008年1月4日

前　言

　　社区卫生服务是城市卫生工作的重要组成部分，是实现人人享有基本医疗卫生服务的基础环节。我国的社区卫生服务经过了十年的发展，随着相关政策的逐步落实，社区卫生服务网络逐步健全。截至2007年4月，全国已设置2万多家社区卫生服务机构，在落实公共卫生任务和开展常见病、多发病的防治方面发挥着越来越重要的作用。

　　受卫生部妇幼保健与社区卫生司委托，中国社区卫生协会组织有关方面专家，在总结国内外成功经验和研究成果的基础上，按照连续性、综合性、可及性、主动性等全科医学理念，开展了社区卫生服务技术规范的研究制订工作，希望通过3~5年的努力，健全社区卫生服务技术体系。目前已经开展了一系列社区卫生服务技术规范的研制工作，包括《社区卫生诊断技术手册》、《社区居民健康档案》、《社区0~36个月儿童健康管理》、《社区孕产妇健康管理》、《社区中老年人健康管理》、《社区高血压病例管理》、《社区2型糖尿病病例管理》、《社区结核病病例管理》等。每项技术规范均经过相关专家、卫生行政部门人员、社区卫生服务机构管理人员和全科医生、社区护士等多次论证，并在一些地方进行了试用，在此基础上作了进一步的修改和完善。

社区卫生服务技术规范（试用）具有以下特点：

1. 强调在医疗卫生服务过程中，全科医生和专科医生的任务各有侧重，职责不同。全科医生负责在社区进行疾病筛查、重点人群和患者的健康管理；专科医生负责疾病诊断、治疗方案制订以及疑难杂症和危急重症的诊治。全科医生和专科医生之间形成双向转诊的合作关系。

2. 对社区居民，强调预防为主，防止疾病危险因素的发生。对已有危险因素的居民，通过进行健康教育和行为干预，督促其改变不良生活行为。做好疾病筛查工作，及时转诊确诊，做到疾病的早发现、早诊断、早治疗。

3. 对社区现患病人，强调防治结合，提高疾病管理效力，降低管理成本。通过对患者在社区的一对一连续综合的个案管理，建立有效的随访制度，密切医患关系，提高治疗依从性，进而增强健康干预效果，提高疾病控制率，切实改善患者健康状况，同时也有利于控制医疗费用。

4. 强调科学性、有效性和可行性并重。

希望社区卫生服务技术规范的推广使用，有助于加快提高社区卫生服务人员的基本技术能力和服务能力，规范卫生技术人员的服务行为，提高社区卫生服务质量，切实让居民享受到安全、有效、便捷、经济的公共卫生服务和基本医疗服务。

本次研究制订社区卫生服务技术规范，为我国社区卫生发展中的首次尝试。受水平所限，书中难免有不足甚至错误之处，恳请各位同仁提出宝贵意见，以便我们再版时改正，并在研制其他技术规范时借鉴。

《社区卫生服务技术规范丛书（试用）》编委会
2008 年 1 月 4 日

社区卫生服务技术规范丛书（试用）编委会

编委会主任 杨 青

编委会成员（按姓氏笔画排序）

于 欣	北京大学医学部精神卫生研究所
孔灵芝	卫生部疾病预防控制局
王 仲	北京协和医院
王 斌	卫生部妇幼保健与社区卫生司
王广发	北京大学第一医院
王临虹	中国疾病预防控制中心
王黎霞	中国疾病预防控制中心
刘利群	卫生部妇幼保健与社区卫生司
朱丽萍	同济大学附属第一妇婴保健院
许宗余	卫生部妇幼保健与社区卫生司
许樟荣	中国人民解放军第306医院
张伶俐	卫生部妇幼保健与社区卫生司
张德英	卫生部妇幼保健与社区卫生司
李 芬	西安交通大学医学院第一附属医院
李士雪	山东大学
李长明	中国社区卫生协会

李新华	卫生部妇幼保健与社区卫生司
杜雪平	北京月坛社区卫生服务中心
杨　哲	科技部社会发展司
杨文秀	天津市医学科技信息研究所
邵瑞太	世界卫生组织慢性非传染性疾病预防与控制部
陈旭利	卫生部科技教育司
陈博文	首都儿科研究所
周　巍	卫生部妇幼保健与社区卫生司
武阳丰	北京大学医学部
金生国	卫生部妇幼保健与社区卫生司
秦　耕	卫生部妇幼保健与社区卫生司
曹　彬	卫生部妇幼保健与社区卫生司
梁晓峰	中国疾病预防控制中心
曾学军	北京协和医院
董燕敏	天津市社区卫生协会
端木宏谨	中国防痨协会
滕红红	首都儿科研究所

目 录

社区卫生诊断流程图

第一章　社区卫生诊断概述 …………………… 1
　【概念】 ………………………………………… 1
　【目的意义】 …………………………………… 2
　【基本原则】 …………………………………… 5
第二章　社区卫生诊断流程 …………………… 7
　【第一步　设计与准备】 ……………………… 7
　【第二步　资料收集】 ………………………… 18
　【第三步　资料统计】 ………………………… 25
　【第四步　分析报告】 ………………………… 43
第三章　社区卫生专项调查常用技术 ………… 56
　【居民卫生调查】 ……………………………… 56
　【服务对象满意度调查】 ……………………… 79
　【社区卫生服务中心/站机构调查】 ………… 82
第四章　社区卫生诊断组织管理与考核评价 … 83
　【组织管理】 …………………………………… 83
　【经费预算】 …………………………………… 85
　【考核评价】 …………………………………… 87

附件一　调查参考表格 …………………… 90
　　社区居民卫生调查表 …………………………… 90
　　服务对象满意度调查（调查儿童时家长代答）… 129
　　社区卫生服务中心情况调查表 ………………… 133
附件二　民族编码 ……………………………… 145
附件三　社区居民常见疾病编码 ……………… 147
附件四　质量控制参考表格 …………………… 170
附件五　部分指标解释 ………………………… 179
　　一、人口学指标 ………………………………… 179
　　二、死亡指标 …………………………………… 181
　　三、疾病指标 …………………………………… 184
　　四、健康影响因素指标 ………………………… 187
　　五、卫生服务需求与利用指标 ………………… 189
　　六、居民基本卫生知识知晓指标 ……………… 191
　　七、60岁及以上老年人生活质量指标………… 191
　　八、50岁以下已婚妇女健康与知识行为指标… 192
　　九、18岁以下未成年人发育与健康行为指标… 192
　　十、服务对象满意度指标 ……………………… 192
附件六　统计表与统计图制作要求 …………… 194
　　一、统计表 ……………………………………… 194
　　二、统计图 ……………………………………… 197

社区卫生诊断流程图

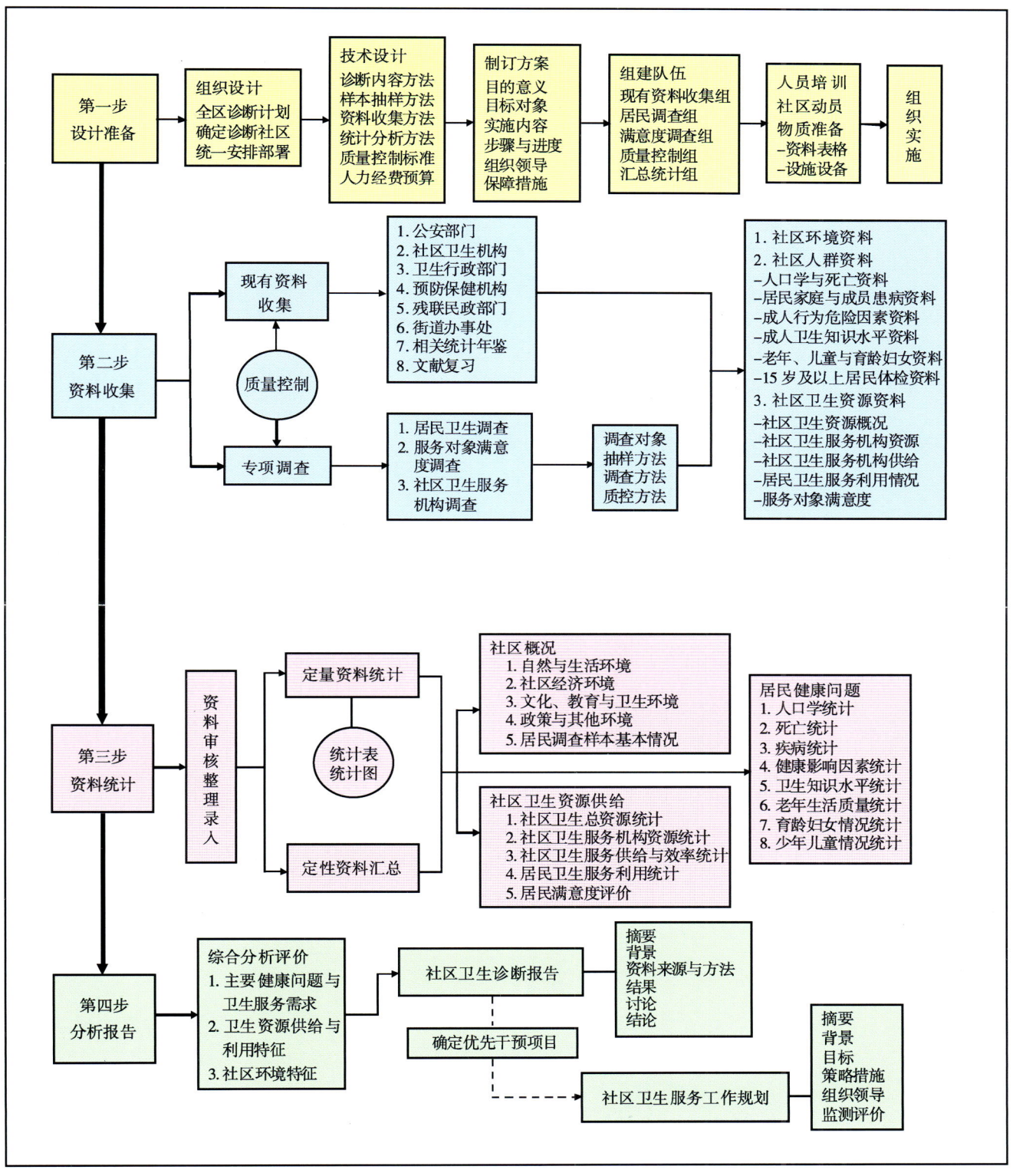

第一章 社区卫生诊断概述

【概念】

社区卫生诊断是运用社会学、人类学和流行病学的研究方法对一定时期内社区/地区的主要健康问题及其影响因素、社区卫生服务的供给与利用以及社区/地区综合资源环境进行客观、科学的确定和评价；发现和分析问题，提出优先干预项目，并针对性地制订社区卫生服务工作规划；从而充分利用现有卫生资源，提高社区卫生服务质量和效率，满足社区居民基本卫生服务需求；动员社区参与，实施社区干预，逐步解决社区主要卫生问题，不断提高居民健康水平和生活质量。

临床诊断以病人个体为对象，以疾病诊疗为目的。流行病学诊断以群体为对象，以疾病的群体防治为目的。全面的社区卫生诊断则是以促进社区卫生服务健康、可持续发展为目的，兼顾群体和个体、供方和需方，并且关注社区环境的基础支持背景，通过诊断，发现问题并提出发展对策建议,在政府主导、部门支持和社区广泛参与下,制订并实施社区卫生服务工作规划。

本技术手册内容所指为全面社区卫生诊断,此外,社区还可以根据自身特点和实际需要,设计并开展各种专题或局部的社区卫生诊断项目。

【目的意义】

1. 社区卫生诊断目的

(1) 发现并确定社区主要健康问题及其危险因素。

(2) 总结并评价社区卫生资源,重点是社区卫生服务机构资源状况、供给与利用效率。

(3) 了解并分析发展社区卫生服务的政策环境及其社区资源综合支持特征。

(4) 调查并分析居民卫生知识水平、卫生服务需求与利用及其社区卫生服务满意度。

(5) 分析并提出本社区需优先解决的卫生问题即优先干预项目。

(6) 制订本社区卫生服务工作规划,并为社区卫生服务的综合效果评估提供基线数据。

2. 社区卫生诊断的必要性和重要意义

社区卫生服务是城市卫生工作的重要组成部分,是实现人人享有初级卫生保健目标的基础环节。大力发展社区卫生服务，构建以社区卫生服务为基础、社区卫生服务机构与医院和预防保健机构分工合理、协作密切的新型城市卫生服务体系，优化城市卫生服务结构，对方便群众就医、减轻费用负担、建立和谐医患关系具有重要意义。

发展社区卫生服务作为政府履行社会管理和公共服务职能的重要内容，是促进社会公平、维护居民健康、构建和谐社会的重大举措。地方政府要制订社区卫生服务发展中长期规划和年度发展计划，将发展社区卫生服务纳入当地国民经济和社会发展规划及区域卫生规划，要促进社区卫生服务政策配套到位、网络进一步健全、功能不断完善，为居民提供安全、有效、便捷、经济的社区公共卫生和基本医疗服务，满足社区居民基本卫生保健需求。

要提供优质高效的社区卫生服务，首位的基础工作就是需要有一个全面、正确的社区卫生诊断，如同医生诊治病人，需要正确的诊断后才能开出处方奏效。通过社区卫生诊断，了解社区卫生服务需方、供方和社区环境现状，总结评估既往社区卫生服务工作的成效与主要问题，寻找"社区病因"，开出"社区处方"，方能优化整合、充分利用现有卫生资源，选择适宜的社区卫生保健措施，从而创造良好的环境氛围，使居民受益，造福于社区居民。因此，社区卫生诊断既是宏观上政府决策、科学制订社区卫生工作规划和计划、合理配置卫生资源的必要前提和重要依据，也是微观上科学组织社区卫生服务、提供优质社区卫生服务的必要条件和重要保证，同时还是评价社区卫生工作实施效果的主要手段之一。

社区卫生诊断结果报告的使用者既包括政府、卫生行政部门和卫生专业机构等地区的领导者、社区卫生服务的组织管理和技术指导者，同时也包括街道和社区卫生服务机构等社区的领导者和社区卫生服务的具体执行者。因此，开展社区卫生诊断对于政府及有关社会部门编制社区卫生规划、合理配置卫生资源以及发挥社区各类相关资源的综合利用效益，对于提高社区卫生服务质量与效率、切实落实社区卫生服务机构的公共卫生和基本医疗双重网底功能、满足社区居民基本卫生服务需求，进而保证和促进社区卫生服务健康及可持续发展，促进社会公平，构建和谐社会，达到提高社区居民整体健康水平和生活质量的最终目的，具有极其重要的意义。

【基本原则】

社区卫生诊断应遵循以下基本原则：

1. 政府主导原则　社区卫生诊断作为一项基础性的公共卫生管理项目，坚持以政府为主导。各级政府要将社区卫生诊断工作纳入公共卫生计划、社区卫生服务规划，保证该项工作的计划安排、经费投入与组织协调到位。

2. 科学完整原则　社区卫生诊断在原则上以城市的区（县级市）为单位计划部署，以街道社区为范围具体实施，其内容、方法、程序和标准要坚持科学、规范的原则，以求取得全面、完整的资料和客观、可靠的结果。

3. 适宜可行原则　社区卫生诊断的标准与规范要根据诊断内容，结合社区实际，注重诊断程序与方法的可行性、适宜性和实用性，使资料易于取得、统计分析方法简易并且结果被广为接受，能以最低成本发挥最大效益。

4. 求实特异原则　社区卫生诊断应该实事求是，反映本社区的真实情况，应具有针对性、特异性，能显示出本社区的特点，依据诊断分析，能制订本社区卫生服务工作规划，适时提出本社区卫生服务发展的明确目标和策略措施，真正达到诊断目的。

5. 周期渐进原则　全面的社区卫生诊断是对本社区在某一时间段的调查研究，其结果与结论具有明显的时段性。随着社会经济和社区卫生事业的发展，社区卫生服务的供方能力、居民需求和社区环境都在发生动态变化，因此要适应社区需求持续改进。社区卫生诊断应是一项循序渐进、周而复始的基础工作，要有持续性和周期性，一般五年进行一次。

第二章 社区卫生诊断流程

社区卫生诊断流程见社区卫生诊断流程图。

【第一步 设计与准备】

社区卫生诊断工作是政府主导下的一项公共卫生项目，原则上以行政区（县级市）为单位计划部署、以街道社区为范围具体实施。全省（市）可统一设计并进行技术指导。具体实施前需要进行科学安排、周密设计，制订实施方案，确定资料收集、整理与统计分析的方法以及时间进度，并进行充分的组织和物资准备。

一、组织设计

1. 制订社区卫生诊断工作计划安排

区政府应对本辖区的社区卫生诊断工作做出统一计划安排，五年为一周期，可以独立安排，也可以考虑与国家卫生服务调查同步进行。原则上辖区内全部社区都应同时进行，如果限于财力、人力或技术条件等方面存在的困难，可因地制宜，确定诊断工作实施的社区范围及计划开展社区卫生诊断工作的比例和社区个数。同时要按照法律规定,将有关调查工作向统计部门申请备案。

2. 确定开展卫生诊断工作的社区

如果部分社区开展卫生诊断工作,卫生专业机构或专家指导组应在政府计划安排下,进行全区统一安排,将本辖区的街道社区参照经济水平和居民人群特点等进行分层分类,有代表性地抽取开展社区卫生诊断的街道社区。如果街道社区人口小于3万,可以考虑将临近2个街道合并作为一个样本社区来进行。

3. 统一组织部署和实施安排

在全区范围内,作为重点公共卫生项目,选择合适月份集中开展社区卫生诊断工作,有利于政府支持保障和监控督导,有利于卫生专业机构技术培训、指导和分工协作,也有利于利用宣传媒体开展广泛社区动员。

二、技术设计

技术设计内容主要包括:

1. 社区卫生诊断的对象、内容和方法。

2. 现有资料与专项调查资料的收集方法,特别是专项调查的对象、内容与抽样方法。

3. 资料汇总与统计分析方法,确定数据库与统计软件，也可自行设计编制计算机软件。

4. 质量控制与评估验收方法。

5. 设计各类调查、汇总、质量控制和总结验收表格。

三、制订实施方案

（一）主要内容

包括：社区卫生诊断的目的和意义；诊断内容、调查对象与方法；组织领导；实施步骤、安排以及保障措施。

（二）时间进度安排

社区卫生诊断工作从设计启动到制订社区卫生服务工作规划，全部时间大多控制在5个月以内。由于居民卫生调查涉及面广，难度大，总体安排应主要考虑居民卫生调查的最佳时间，一般应考虑选择在5月份或8月份气候适宜的时间进行，天气不要过冷或过热，避免给入户调查带来不便。一般现场调查时间不宜太长，应控制在一个月以内，可以考虑20天左右为集中调查，10天补漏。

时间进度应按照时间表形式制订，时间表以时间为引线，列出各项工作内容、责任人员与备注内容等。如例表所示。

例表　××社区卫生诊断实施时间表（××年4月～8月）

工作内容	4月	5月	6月	7月	8月	负责人	备注
计划设计	■					×××	
制订实施方案	■					×××	
队伍组建与物资准备	■					×××	
人员培训与社区动员	■					×××	
收集现有资料		■				×××	
居民卫生调查		■	■			×××	
服务对象满意度调查		■	■			×××	
社区卫生服务机构调查		■	■			×××	
资料输机与统计分析			■			×××	
撰写社区卫生诊断报告				■		×××	
制订社区卫生服务工作规划				■	■	×××	

各项工作的时间安排要考虑互相补充，交叉进行。一般情况下，社区卫生诊断工作进度应严格按照时间进度要求，以保证最后按期完成。

（三）经费预算方案

对每一项工作的花费和来源进行明确的说明，包括劳务补贴、培训费用、宣传组织费用、印刷费用、设备和材料购置费用等。

(四)监测质控方案

监测质控是保证数据真实可靠的关键步骤,必须要保证方案设计、调查人员培训、调查过程与汇总统计等各个环节的工作质量。

1. 诊断方案设计与论证

诊断方案的设计必须要科学可行,指标筛选要慎重,解释要清楚,标准要统一。在正式确定调查方案前应经过严格论证,检验设计方案的合理性与可行性,并进行预调查,以保证方案设计的科学性和可行性。

2. 工作人员培训

一般需要进行两级培训,全区进行诊断社区的师资人员培训,然后以社区卫生服务机构为主进行全员培训。严格培训参加社区卫生诊断的全体工作人员,每一个调查员必须按照统一计划和职责说明的要求执行。培训结束后,应对培训效果进行考查,考查合格者参加社区卫生诊断工作。

3. 诊断过程

(1)过程质量控制的内容 包括:

①对工作进程监控 及时掌握社区卫生诊断的各项工作是否都是按照时间表上的预计时间进行的。各个分任务的负责人按实施方案管理要求,按时汇报工作进

度，也可以通过召开会议来收集信息，及时调整进度。

②对工作质量监控　建立并落实质量核查制度，检查实际开展的工作在内容上、数量上、质量上是否符合计划所要求。在现场调查中对调查的质量按地点、按人进行考核和评估以便及时发现问题和不足，及时予以纠正。

（2）过程监测质控方法　包括：

①做好记录和报告　各分任务的负责人及时做好工作记录，包括时间、地点、参加人员、现场情况、参加人员的意见等。定期或不定期地向领导小组报告，无论是书面还是口头报告，都应以文字材料或工作记录为基础。

②进行现场考察　质控人员可以对实施活动现场进行考察，或者亲自参与实施活动。通过考察和参与所掌握的情况是第一手资料，要做好记录，供报告和讨论用。

③进行现场复核　重点是居民卫生调查，必须紧密跟踪质控，及时纠错。

4. 资料输机与汇总统计

在资料的整理分析与汇总统计过程中，加强监控，保证录入准确、统计无误，反映本社区实际情况和特征。

四、实施前准备

（一）组织准备

在社区卫生诊断组织实施前，除建立各级领导组织和专家指导组外，关键是以社区卫生服务机构为主组建社区卫生诊断现场工作队伍，即诊断工作组，主要由社区卫生服务中心卫生技术人员组成，同时请相关人员如居委会主任、志愿者等人员协助参加。诊断工作组按照其工作职责分为：

1. 现有资料收集组

现有资料收集组设在社区卫生服务中心内，其成员一般由办公室或社区科等业务科室的技术人员组成，建议1~2人。

现有资料收集组的职责是具体负责收集各类现有资料，收集有关社区人口学、环境与卫生资源情况以及本地区死亡与传染病发病等资料。同时，应牵头完成社区卫生服务中心机构调查。

2. 居民卫生调查组

居民卫生调查组成员主要是社区卫生服务中心的卫生技术人员，应吸收社区干部如居委会主任等人员协助调查。一般需设多个调查小组，每小组2人，保证其中

1名为女同志，应全部采用入户调查的方式。调查小组数量根据样本量大小和调查时间安排等具体情况而定。

调查组的职责是根据抽样结果，对抽中的调查对象按照调查要求落实现场调查中的各项工作，按计划实施，保质保量地完成居民卫生调查任务，疑难问题及时汇报解决，并定期向领导小组汇报工作进度，听取和接受领导小组与质量控制组的意见改进工作。

3. 服务对象满意度调查组

服务对象满意度调查组成员应由第三方组成，一般可请医学院校学生或专门调查机构进行调查，建议10人左右，2人一组，一般需要2~3天完成。

服务对象满意度调查组的职责是按照样本量要求，采用偶遇法，与服务对象进行面对面的询问调查，按照调查方案要求完成调查。

4. 汇总统计组

汇总统计组由社区卫生服务机构内熟悉计算机操作和基本卫生统计学知识的专业技术人员组成，一般为2~3人。

汇总统计组的职责是负责审核、汇总收集的资料，将调查资料输机，按照要求，向专业技术部门提交各类电子数据。按照分工要求，设计数据库以及进行统计分析的工作应由专业技术机构人员承担。

5. 质量控制组

质量控制组的成员一般由技术负责人、现场调查组的组长和专职人员组成，需要安排1~2名卫生技术人员专职负责日常质量控制工作，同时应聘请有关专家进行现场指导。

质量控制组的职责是负责计划设计、样本抽取、调查员培训、现场调查与现有资料收集的工作质量，发现问题及时纠正，同时牵头组织社区卫生诊断工作的评估验收以及总结报告工作。

（二）人员培训

为顺利实施社区卫生诊断工作，各类工作人员必须经过基础培训和相关分工项目的强化培训，考核合格后上岗。基础培训包括以下内容，质量控制组和统计分析组还要进行本组相关专业培训。

1. 社区卫生诊断的目的意义、基本原则与主要内容。

2. 社区卫生诊断流程与基本方法。

3. 资料收集方法及专项调查的内容与抽样方法、各类调查对象的出生时间界定范围等。

4. 调查指标含义与填写说明、调查技术和询问技巧等。

5. 质量控制制度、方法与指标。

6. 模拟演练，讨论可能出现的问题，找出解决的办法等。

培训活动应该尽早安排，根据工作进度与发现的问题及时进行强化培训。

（三）社区动员

社区动员是把社区卫生诊断的项目目标转化为社区成员广泛参与的过程。通过社区动员可以获得各级领导的支持，建立和加强部门间的合作，动员社区、家庭和个人的参与。社区动员可以按照对象的不同分类进行。

1. 街道办事处领导

通过召开会议和到街道宣传等方式，对街道办事处的主任、分管主任和卫生专干进行社区卫生诊断意义的宣传。寻找配合的切入点，激发街道干部的积极性，使他们在人、财、物上给予支持。

2. 社区干部（居委会主任）

社区卫生诊断工作特别是现场调查工作如果没有社区干部的介入，就难以顺利开展。对社区干部的动员主要是由领导小组对他们进行培训，要求他们协助现场调查工作，使现场调查工作得以比较顺畅地进行。

3. 社区居民

社区居民是社区卫生诊断的直接调查对象，因此如何动员居民主动、自愿地参加是至关重要的。对居民的动员可以入户宣传，可以印制宣传资料广泛发放，讲明现场调查的意义，明确免费查体的项目，制订优惠就诊的制度等，也可以张贴海报告示，广而告之。

4. 社区内有关单位

社区卫生诊断涉及社区各方面资料收集，需要各部门的支持和帮助。因此在社区卫生诊断正式开始之前要召开包括社区内学校、派出所、企事业单位以及区计生委、统计局等部门领导参加的会议，争取他们积极配合。

（四）物资准备

充足的物资保障是顺利实施社区卫生诊断工作的前提。所需设备物资包括调查表及其相关表格、身高体重计（弹簧秤）、软皮尺、血压计、计算机、各种耗材、交通工具及其他所需设备等。注意调查表的印刷数量应以高出实际调查数量的10％为宜。

设备物资可以来源于多渠道，有些直接来源于社区卫生服务中心原有设备，有些则需要用项目经费购置，还可以临时从合作单位借用，或从有关单位租用。社区卫生诊断工作的经费来源，应以政府投入为主，可以根据需要实行政府招标采购。

【第二步 资料收集】

资料收集是社区卫生诊断的重要内容，是做好社区卫生诊断的关键环节，具有重要的基础意义。开展社区卫生诊断要尽量收集可能收集到的资料，力求资料翔实可靠，为社区卫生诊断提供较高利用价值的客观数据。

资料收集方法包括收集现有资料与社区卫生专项调查。社区卫生诊断的专项调查包括居民卫生调查、服务对象满意度调查和社区卫生服务机构调查。

一、现有资料收集

主要是将各相关部门以及社区卫生服务机构的日常工作报表、年度统计等社区卫生相关资料进行收集。多数资料需要到相关部门收集，因这些部门有着较完备的收集、整理资料体系，社区卫生工作者可直接利用这些收集到的资料，既省时省力，也能保证数据可靠。一般收集资料时限为上1~2个年度，收集过程中，要注意资料的全面性、可靠性和准确性。通过现有资料收集，可以总结分析社区人口学特征、社区环境特征和社区卫生资源特征。

全区现有资料收集一般由卫生专业机构承担。街道社区收集资料范围按照资料来源的实际情况而定，多数可以收集本社区情况，但如国内生产总值、死因统计等有些社区难以取得的资料可以收集全区资料。

1. 派出所等公安部门资料　主要收集社区人口学资料

（1）户籍人口情况　主要内容有近2年人口总数和上年末人口的性别、年龄别、民族等各种构成，人口的出生、死亡人数，迁移状况等统计资料。

（2）暂住人口情况　指在上一年度末本社区内暂住人口基本情况。

2. 街道办事处、居委会资料收集　主要收集社区环境资料

（1）自然地理　社区面积、社区内街道里巷的具体位置、地域特点、环境质量以及自然条件的优势和劣势。

（2）文化设施　文化设施是开展群众文化活动、传播先进文化的重要阵地，主要收集社区内设置的文化馆（站）、社区图书阅览室、社区健身站（点）及社区内的各种宣传专栏、板报等情况。

(3) 社区经济　商业、工业产值、财政收入等。

(4) 社区机构　社区可利用的人文环境、服务业、学校、机关、企事业单位等，社会福利机构如基金会，社会慈善机构，文化教育机构，社区团体如协会、工会、宗教团体等。掌握这些机构的功能及其可利用性，有助于为社区居民提供连续性、协调性的服务。

(5) 流动人口　外来人口居住情况，包括居住人数、务工情况、计划生育情况、违法犯罪情况以及社区对外来人口开展教育与管理服务情况等。

(6) 社区建设　包括硬件建设如居民生活设施、小区安全防范设施等，软件建设如政治思想、道德修养、基本素质等建设以及近年来社区建设的发展成效。

(7) 社区服务、管理与建设的相关政策。

3. 民政与残联部门资料收集　主要收集贫困与残疾人资料

主要收集社区的低保户、贫困人口和各类残疾（肢体残疾、智力残疾、语言残疾、听力残疾、视力残疾）人员的个人及家庭情况。应注意精神残疾要单独统计。

4. 卫生行政部门资料收集　主要收集社区卫生资源资料。

(1) 机构性资源　包括社区内医疗卫生保健机构如

医院、企事业保健站、社会办医机构以及护理院、疗养院等。

（2）卫生人力资源　包括社区内各类卫生技术人员的情况。

（3）社区卫生服务相关政策。

5. 疾病预防控制机构资料　主要收集死亡、传染病与相关调研资料。

（1）本社区或者全区的疾病监测、传染病发病、死亡统计等资料。

（2）涉及本社区的相关专项调查和研究结果。

6. 社区卫生服务机构资料　主要收集社区卫生服务机构资源状况、供给与利用效率以及相关居民健康资料。

7. 相关统计年鉴收集

（1）卫生统计年鉴提供的全市（区）卫生工作与人群健康的全面系统资料。

（2）区统计年鉴提供的全区经济、社会、居民及其机构的基本情况资料。

8. 文献资料收集

主要收集近期全国或同类地区卫生资源分布、疾病或危险因素的流行水平等相关动态资料。

二、居民卫生调查

1. 调查目的

通过收集居民疾病与健康危险因素状况、卫生知识水平与卫生服务需求和利用以及重点人群健康状况等资料,总结分析并综合评价社区主要健康问题和重点干预项目。

2. 调查对象与样本量

以家庭为调查基本单位,一般情况下,社区规模在5万人口以下的抽取800户,5万人口以上的抽取1000户。

对抽中的样本家庭中实际居住的全部成员进行调查。实际居住是指居住并生活在一起半年以上的家庭成员和其他人。如单身居住、生活的,也应作为一个住户家庭。

3. 调查内容与项目

(1) 家庭一般状况,包括居住条件、生活环境、卫生服务可及性以及医疗卫生费用支出等情况。

(2) 家庭全部成员一般资料、慢性病患病史、两周患病以及一年住院与家庭病床情况。

(3) 成年人一般资料、健康影响因素(饮食习惯、吸烟、饮酒和运动情况等)、自我保健与卫生知识水平以及对社区卫生服务中心（站）的知晓与利用情况。

（4）老年人调查 调查60岁及以上老年人居住、经济、健康以及生活质量等状况。

（5）已婚育龄妇女调查 调查50岁以下已婚妇女的常见健康问题、常见病防治和计划生育情况等。

（6）儿童调查 分为3岁以下婴幼儿组、3～6岁学龄前儿童组和7岁及以上未成年少年儿童组。调查其保健管理、健康行为以及家长保健知识等。

（7）15岁及以上人群体格检查项目：检查血压，测量身高、体重、腰围、臀围。除血压为必测项目外，其他4项可作选检项目，各社区根据可行情况决定是否需要检查。

（8）针对本社区特点可以设计选做其他调查项目。

三、服务对象满意度调查

1. 调查目的

通过开展服务对象满意度调查，使社区卫生服务中心及时把握就医患者及各类服务利用者的满意状况，找出差距并分析、预测他们隐含的潜在需求，从而促进服务质量的改进和创新。

2. 调查样本量

服务对象满意度调查一般不分性别，调查人数100

人。未成年儿童和成年人因病不能回答者由家长或陪护者回答问题。

3. 调查内容

主要调查服务利用者对社区卫生服务机构提供的各类服务在时效性、舒适性、文明性、技术性、安全性、经济性等方面以及总体评价上的满意程度。

四、社区卫生服务机构（中心/站）调查

1. 调查目的

掌握社区卫生服务机构（中心/站）的卫生资源状况、服务供给与效率，结合社区居民需求、利用与满意度，制订社区卫生服务资源优化调整对策，从而使社区卫生资源得到更合理、有效地利用。

2. 资料来源

（1）社区卫生服务机构各项工作统计报表，这些报表提供了社区卫生服务机构的主要基础数据。

（2）日常社区诊疗工作记录，如门诊登记、住院病历、家庭病床病历、健康检查记录、儿童计划免疫、儿童健康查体记录等。

（3）报告卡（单）、登记册，如：传染病、职业病发病报告卡或登记册，慢性病发病及死亡报告登记册，出生登记册及死亡登记册等。

（4）居民健康查体和慢性病管理档案。可较全面地了解主要慢性病患者的疾病及管理状况等。

3. 调查内容

（1）社区卫生服务中心/站机构概况，包括所有制形式、房屋设施、床位设置和主要设备资源情况。

（2）社区卫生服务中心/站科室设置与卫生人力分布，包括人员总数，卫技人员数，卫技人员职称、学历与专业分布。

（3）社区卫生服务中心/站服务项目和能力。

（4）社区卫生服务中心/站的基本医疗与公共卫生服务供给情况。

（5）社区卫生服务中心/站收入与支出情况等。

【第三步 资料统计】

关于资料审核、输机与统计分析工作，应在区领导小组统筹安排和专家组的技术指导下，由社区卫生服务机构和卫生专业机构共同完成。

关于全区和各社区的概况等现有资料收集内容可以由卫生专业机构和社区卫生服务机构分别收集并归纳汇总；服务对象满意度调查资料的统计汇总委托第三方调查者全程进行；关于居民卫生调查和社区卫生机构调查

资料，一般分工应是先由卫生专业机构编制数据库，在其培训指导下，社区卫生服务机构负责数据审核和资料录入工作，输机后上交专业机构进行统计分析。

一、资料审核、数据录入与统计

1. 资料整理与审核

对收集到的社区卫生诊断资料，在开始分析之前应先完成收集资料的质量评价工作，包括可靠性、完整性和准确性等。数据收集来源不同，质量评价内容也各异。

（1）可靠性

对现有资料应注意评价不同年份所提供的资料所选择的诊断标准是否一致，有无缺陷，如缺失指标或缺失数据、数据覆盖人口面和代表性等。对定量资料应注意从调查表设计、调查员质控、被调查者应答态度和调查环境控制等四个方面进行评价，以确定收集到的数据质量是否合格、可靠。定性资料应注意访谈对象或小组成员的态度与合作程度、访谈环境、主持人访谈技巧以及记录质量等，以此评价定性资料的质量。

（2）完整性

指资料数据没有漏项和不合理的缺项。漏项是指因主观或工作原因，漏掉或忽略的信息，如慢性病随访管理未作记录，也就无法获取相关信息。缺项是指因客观原因而无法从登记或调查中获取的信息，如调查对象失访、调查回顾时间长而无法准确地回忆要调查的问题等。

（3）准确性

社区卫生诊断资料要真实准确地反映社区环境、居民健康行为以及卫生服务资源的利用等方面的客观实际情况。准确性是数据的灵魂，不真实的信息是有害的。资料不准确一般包括逻辑性错误、区间错误和计算错误。

逻辑性错误是指资料内容、条目和指标之间违背了一定的逻辑联系。区间性错误是指某些指标取值超过了其合理范围。计算错误指在调查过程中设计的一些计算发生了错误，如计算方法不统一、算法出错等。

2. 数据录入与清洗

（1）排序检查　对收集到的资料按编号进行排序检查，根据调查表编制计算机录入程序，建立数据库和逻辑审核程序。通常使用EPIDATA软件。

（2）资料录入　应由两组数据录入人员分别按调查表顺序进行录入，然后进行两次录入比较，录入完成后进行两组录入数据的比较，如果检查出某一数据两次录入不同时应与调查表进行核对,修改错误的数据,再进行比较、修改,直至无误为止。

(3) 数据清洗　编写计算机程序,对数据进行逻辑检查和异常数值的检查。清除异常数值。

3. 统计分析

根据调查资料的性质选择适合的统计方法进行统计分析,一般经数据核对无误后,先用 EPIDATA 建立数据库,进行数据录入、二次录入、比较和修改,再输出为 SPSS 或 SAS 数据库,使用 SPSS 或 SAS 统计分析软件进行分析,现有资料的数据汇总与分析也可应用 Excel。

根据资料的性质选择适合的统计指标对所获数据进行统计分析,基础分析重点是对数据资料进行统计描述,分类变量应用构成比或率,数值变量资料应用均数与标准差或中位数与四分位数间距。同时设计统计表、统计图,表达统计分析结果。

二、描述分析社区环境特征

社区环境指标基本根据收集到的现有资料统计,有些如经济、政策等指标街道没有时可以使用区或市级资料,有些资料缺如,如居住面积、文化程度、职业构成及医疗支付情况等可以不统计全社区情况,有关指标可从居民抽样调查的一般资料获得。社区环境指标不需做专题调查。

1. 自然、生活与组织等基本环境特征

（1）社区类型：如居民社区、企业社区、城市社区、农村社区等。

（2）地形、地理位置、气候与一般环境质量等特征。

（3）社区行政管理组织（街道、居委会）和社区内机构、单位状况。

（4）社区家庭与类型构成、常住与暂住人口数量（常用上一年度末，来自公安部门的人口资料，需注明年度）。

2. 文化、教育与卫生环境特征

（1）民族、宗教信仰与文化习俗特征。

（2）居民受教育水平，如成人识字率、居民文化程度构成。

（3）公共设施与交通状况等。

（4）社区环境卫生情况等。

3. 社区经济环境特征

（1）所在城区的国内生产总值和人均国内生产总值（GDP）。

（2）居民家庭与人均收入以及消费支出构成。

(3) 低保与特困家庭情况。

(4) 劳动人口就业率和职业构成。

(5) 居民人均住房居住面积。

(6) 居民医疗费用支付方式。

4. 政策与其他环境特征

(1) 社区建设与社区卫生服务发展政策。

(2) 社区公共事业发展特征,如获市级以上社区荣誉称号等。

(3) 社区支持社区卫生服务发展的计划与措施。

(4) 其他相关政策与环境特征。

5. 居民调查样本一般情况特征

(1) 调查样本一般情况,包括家庭户数、居民人口数及其年龄、性别等情况。

(2) 调查家庭的一般状况,包括家庭类型构成、居住条件,如饮水、厕所、住房面积等。

(3) 调查居民的医疗保险类型。

(4) 调查成年居民的婚姻、文化程度与职业构成等。

三、描述分析社区人群特征

(一) 人口学指标

资料主要来源于公安部门、街道办事处和居委会等处的现有资料收集。

1. 平均人口数　是人口统计和疾病统计的基础指标，是规划卫生事业的主要依据。

2. 性别构成　两种表示方法：①性别百分比；②性比例。

3. 年龄构成　①一般应用金字塔图表示；②统计年龄构成。

4. 重点人群构成　老年人口系数、少年儿童人口系数、未成年人与育龄妇女构成比等。

5. 在上述资料基础上，也可统计社区老年负担系数和总负担系数等指标。

6. 社区常住（实际管理）人口情况。

7. 出生率　人口统计的基本指标，是分析和研究人口发展趋势的基础，可粗略反映人口的生育水平。

8. 总生育率。

9. 人口自然增长率　反映出生和死亡引起的人口数量变化，是反映人口再生产状况的综合性指标，是制订人口计划生育政策的主要依据。

10. 人口构成变化和发展趋势分析，可根据历史资料考虑能否进行统计分析。

（二）死亡指标

资料来源于公安部门、预防保健机构等相关部门现有资料收集。如果社区人口数量少,或资料难以取得,可以应用全区的死亡统计资料。

1. 总死亡率　又称普通死亡率,反映人口总的死亡水平,是社会、经济、文化卫生水平的综合反映。

2. 年龄别死亡率　反映各年龄组人群死亡水平,一般从出生到儿童时期,年龄越小死亡率越高,儿童时期以后则年龄越大死亡率越高。

3. 婴儿死亡率。

4. 新生儿死亡率。

5. 5岁以下儿童死亡率。

6. 孕产妇死亡率。

7. 死亡专率　反映不同人群、时间或地区某种疾病的死亡信息。

8. 死因别死亡率　是死因分析的主要指标,尤其疾病别死亡率可以反映各种疾病对人群健康的危害程度,是确定社区健康问题的重要依据。

9. 死因构成比与死因顺位　反映主要死因及各类死因顺位的变化,提供不同时期的重点防治疾病。该资料一般做统计表和统计图。后者更能直观地看到各类死因的比例。

婴儿、新生儿、5岁以下儿童死亡率与孕产妇死亡率是反映社会经济、人群健康水平与医疗、妇幼保健工作的重要指标,特别是 5 岁以下儿童与孕产妇死亡率是初级卫生保健的重要人群健康指标。但是由于社区人口数量较少、城市出生率低、医疗保健水平相对较高等原因,该类指标建议以"有无死亡"定性表示。

(三)疾病指标

1. 现有资料分析

(1)传染病发病情况　可以应用发病率和病种构成及顺位等指标表示。

发病率是衡量某时期某地区人群发生某疾病的危险性大小的指标,一般可用于描述疾病分布,病因假设的形成,预测未来疾病发生的危险性以及评价卫生保健规划、计划和措施的效果等。计算发病率时,分子是一定期间内的新发病例数,基础资料一般来源于预防保健部门和社区卫生中心的现有资料,如果社区例数较少或资料难以取得,可以应用全区传染病发病统计资料。

同时可以计算传染病病种构成比和顺位,说明传染病的病种分布情况。

(2)儿童和孕产妇常见疾病检出情况　资料一般来源于妇幼保健部门和社区卫生服务中心的现有资料。对儿童和孕产妇保健管理中新发现的常见健康问题可用

"检出率"表示。最常统计 ①儿童常见病（如贫血、佝偻病、肥胖等）检出率；②孕妇常见病（如妊娠高血压等）检出率。

（3）残疾患病率　反映残疾患病情况。基础资料可以从民政、残联部门获取。

2.居民卫生调查资料分析

（1）慢性病患病率及其疾病别、人口特征别患病率　亦称现患率，资料来源于居民询问调查的慢性疾病史部分。

（2）两周患病指标　资料来源于居民询问调查中的两周患病情况。统计指标包括 ①患病率与患病者发病时间构成；②两周患病疾病别、人口特征别等的患病率及其构成；③两周患病严重程度，如千人两周患病持续（卧床、休工、休学）天数、卧床（休工、休学）率和自报严重程度及其人口特征构成等。

（3）1年住院与家庭病床情况分析　资料来源于居民询问调查中的住院与家庭病床情况。统计1年住院与家庭病床的人口特征别疾病构成。

（4）高血压患病指标　资料来源于调查中的血压测量与询问资料。统计指标包括 ①高血压患病率及其年龄、性别构成；②自述无高血压病史者高血压检出率及其年龄、性别构成；③新发现高血压患者占高血压患者总数的比例。体检项目应该采用严谨的流行病学方法，严格执行高血压诊断标准，才可计算高血压患病率。如果仅是现场同日检查，缺少非同日检查数据，不足以诊断高血压，则可用现场检出率表示。

（四）成年人健康影响因素指标

资料来源于居民卫生调查。

（1）吸烟、戒烟与控制吸烟　吸烟是癌症、冠心病、慢性阻塞性肺病等多种疾病的主要危险因素。世界卫生组织称烟草是对人类健康的最大威胁，是严重威胁人类生命的20世纪瘟疫。统计指标包括 ①吸烟率与人口特征构成；②吸烟者平均吸烟量与严重程度构成比；③戒烟比例与人口特征构成。

（2）饮酒指标　过量饮酒是高血压的重要危险因素。饮酒与心脑血管疾病的流行病学死亡率之间呈"U"型曲线关系，慢性饮酒和酗酒者死亡率大于从不饮酒者。不良饮酒行为不仅损害健康，还会引发种种社会危害。统计指标包括 ①饮酒情况构成；②经常饮酒率及人口特征构成；③经常饮酒人群的持续时间与人口特征构成；④酗酒率及人口特征构成。

（3）超重肥胖指标　超重肥胖是心血管、代谢性等疾病的重要危险因素。体质指数与超重肥胖具有较高的相关性。在应用体质指数进行评价的同时，建议测量腰围以进一步评价脂肪在腹部的堆积情况。该类资料由调查中体格检查获得。统计指标包括 ①体质指数构成；②腰围、腰臀比及其人口特征构成；③超重肥胖率与人口特征构成；④超重肥胖严重程度构成比及其人口特征统计。

（4）运动锻炼指标　长期静坐生活方式，缺乏运动，影响人体正常功能，导致免疫功能减退，是心血管系统、消化系统和骨关节疾病以及代谢性疾病的重要危险因素。主动体育锻炼对健康有多方面的良性影响。统计指标包括　①主动体育锻炼率及人口特征构成；②锻炼类型及人口特征构成；③锻炼时间及人口特征构成；④每天静坐时间构成比。

（5）不合理膳食流行率　不合理膳食是造成多种疾病的重要危险因素。根据调查项目可以具体统计不合理膳食项目的流行率及其人口特征构成。

（五）成年人自我保健与卫生知识水平指标

资料来自居民卫生调查中的有关内容。

1. 成年居民身高、体重、血压自我知晓率及其人口特征构成。

2. 成年居民主动获取卫生知识及其渠道分布。

3. 成年居民单项卫生知识知晓率。

4. 成年居民基本卫生知识知晓率。

5. 高血压成年患者相关知识知晓率，统计高血压患者在自我保健和基本卫生知识项目中相关问题的知晓情况。

6. 糖尿病成年患者相关知识知晓率，统计高血压患者在自我保健和基本卫生知识项目中相关问题的知晓情况。

（六）60岁及以上老年人健康状况与生活质量指标

资料主要来源于居民卫生调查。

1. 社区老年人口生活、居住、经济状况不良人数及程度构成。

2. 社区老年人口生活质量和健康情况不良人数及程度构成。

3. 社区老年人口体力活动受限人数及程度构成。

4. 社区老年人口出现身体不适的人数及程度构成。

5. 社区老年人口心理和精神状态不良的人数及程度构成。

6. 社区老年人口社会关系不良的人数及程度构成。

（七）50岁以下已婚妇女知识、行为指标

资料来源于居民卫生调查有关资料。

1. 50岁以下已婚妇女常见妇科疾病患病率及疾病别构成。

2. 50岁以下已婚妇女妇女病普查情况分析。

3. 50岁以下已婚妇女乳腺癌防治知识知晓率与筛查率。

4. 50岁以下已婚妇女宫颈癌防治知识知晓率与筛查率。

5. 50岁以下已婚妇女人工流产情况分析。

（八）18岁以下少年儿童健康情况

资料来源于居民卫生调查有关资料。

1. 3岁以下婴幼儿系统管理、生活与卫生习惯以及家长保健知识等方面的构成分析。

2. 3~6岁学龄前儿童系统管理、生活与卫生习惯以及家长保健知识等方面的构成分析。

3. 7~17岁少年儿童心理与青春发育、生活与卫生习惯以及家长保健知识等方面的构成分析。

四、描述分析社区卫生服务资源特征

该类资料主要来源于卫生行政部门和中心机构情况调查，多数可以直接由报表资料获取，有些指标需要进行单独统计，如门诊、住院的病种构成等。关于居民知晓与利用方面的资料来源于居民卫生调查，满意度评价来源于服务对象满意度调查资料。

（一）社区卫生总资源指标

该类资料来源于卫生行政部门现有资料收集。

1. 社区内医疗保健机构的数量。

2. 社区内医疗保健机构拥有的大型医疗设备数量。

3. 社区每千人口床位数。

4. 社区卫生人力状况　每千人口医生/护士数。

（二）社区卫生服务中心资源指标

该类资料由中心机构调查的资料获取。

1. 设施设备统计　包括建筑面积、科室设置、药品种类与常用急救药物数量以及各类技术服务设备等。

2. 卫生人力指标

（1）社区卫生服务中心（站）在岗职工总数、卫生技术人员数量与构成比。

（2）社区卫生服务中心（站）卫生技术人员的医、护、技人员数及其构成。

（3）社区卫生服务中心（站）卫生技术人员的学历/专业/技术资格构成。

（4）全科医师数/每万居民人口。

（5）社区卫生服务中心（站）医护比例。

(6) 社区卫生服务中心（站）卫生技术人员占社区卫生技术人员总数比例。

3. 社区卫生服务中心（站）财务指标

(1) 收入来源。

(2) 业务收入与构成。

(3) 总支出与构成。

(4) 职工年人均收入。

(三) 社区卫生服务机构供给与效率指标

该类资料由中心机构调查资料获取。

1. 供给指标

(1) 预防保健指标　包括传染病防治、计划免疫、儿童保健、妇女保健等指标。如儿童计划免疫五苗接种人次、接种率；儿童系统保健管理人次、管理率；孕产妇系统保健管理人数、管理率；新生儿访视人次、访视率；流动人口儿童计划免疫数量等。

(2) 基本医疗指标　包括门诊、急诊和日间病床年诊疗人次，家庭病床和住院病人年收住人次等。依据原始登记资料统计门诊、住院和家庭病床的病种构成和顺位等指标。

(3) 重点人群（老年人、慢性病人、儿童、妇女、残疾人、低保与特困人群等）健康档案建档数和建档率。

（4）高血压/糖尿病病人管理人数、管理频次、管理率与控制率。

（5）老年人保健管理人数、管理频次、管理率。

（6）精神病人管理人数、管理频次、管理率。

（7）残疾康复工作指标。

（8）计划生育工作指标等。

2. 社区卫生服务工作效率指标

（1）医生年人均接诊人次数、高血压/糖尿病管理人数。

（2）卫生技术人员年人均门诊（住院/家庭病床）人次数、高血压/糖尿病管理人数、老年保健管理人数。

（3）预防保健卫生技术人员年人均计划免疫/儿童系统管理/孕产妇管理人次数。

（四）社区卫生服务利用与费用指标

该类资料来源于居民卫生调查和中心机构情况调查。

1. 两周患病卫生服务利用指标

（1）两周患病采取措施情况。

（2）两周就诊率及疾病别、人口特征别就诊率以及就诊单位构成。

（3）两周患病未就诊比例、原因及人口特征构成。

2. 住院与家庭病床卫生服务利用指标

（1）住家庭病床原因分析。

（2）住院与家庭病床就诊单位构成。

3. 社区卫生服务中心知晓与利用指标

根据居民卫生调查资料，凡是到过社区卫生服务中心（站）接受过服务的居民都视为利用。

（1）居民对社区卫生服务中心（站）知晓率。

（2）居民对社区卫生服务中心（站）利用率。

（3）居民对社区卫生服务中心（站）年均利用次数与项目别构成。

4. 居民卫生服务费用指标

（1）居民家庭医疗费用负担及其占家庭收入比例，资料来源于居民卫生调查家庭部分内容。

（2）社区卫生服务中心门诊（住院）费用统计　根据社区卫生服务中心（站）统计报表资料，包括：①门诊次均费用；②住院日均费用；③家庭病床次均费用。

（五）社区卫生服务满意度指标

该类资料来源于服务对象满意度调查。

1. 调查对象的一般资料分析，如性别、年龄、文化、职业、医疗费用支付方式以及接受服务的项目等。

2. 服务对象满意度评价　根据满意度专项调查获取

资料进行分析。

【第四步　分析报告】

在对资料进行汇总统计的基础上，应总结分析社区/地区的卫生特征，综合评价并确定优先干预项目，撰写社区卫生诊断报告以及制订社区卫生服务工作规划。

卫生专业机构应负责汇总分析全区的各社区卫生诊断结果资料，撰写本区的社区卫生诊断报告和社区卫生服务工作规划。同时全区根据实际情况，安排各社区卫生诊断报告的撰写工作，可以由专业机构对专项调查资料进行统计分析后，将结果返回社区卫生服务机构，并培训与指导机构对统计结果进行分析，协助撰写社区卫生诊断报告，也可以由卫生专业机构与社区卫生服务机构合作，统一负责撰写各社区卫生诊断报告。各社区应在卫生行政部门和专家技术组的指导下，研讨论证，制订本社区卫生服务工作规划。

一、总结分析社区卫生特征

通过资料统计结果，全面总结分析本社区人群的主要健康问题及其危险因素，评价卫生资源的供给与利用效率以及社区环境的支持保障能力。

1. 健康问题与危险因素分析

（1）健康问题分析　从疾病的普遍性和严重性综合分析本社区主要健康问题，列出本社区的健康问题清单。通过健康问题分析可以了解和找出在该社区存在的主要健康问题或主要疾病、对该疾病或健康问题有影响的危险因素以及重点受累人群及其特征等内容。

主要健康问题的确定原则包括：①引起大量死亡或死亡顺位中的前几位；②受累人群多、伤残率高、危害性大；③本社区发病、患病以及死亡水平高于全国平均水平的疾病等。

（2）与上述疾病和死亡相关的主要危险因素分析包括环境因素、行为和生活方式因素、生物因素及卫生服务因素等四个方面内容。

（3）重点受累人群及其特征。

2. 社区卫生资源分析

总结分析社区卫生资源，重点是社区卫生服务机构人力、物力、财力资源状况，供给与效率及其可挖掘潜力。

3. 社区环境分析

总结分析发展社区卫生服务的政策保障与社区综合环境的支持能力及其发展潜力。

二、综合评价　确定优先干预项目

优先项目确定的基本原则是普遍性、严重性、可干预性和效益性,该类项目应该是那些对健康影响大、与行为关系密切、该行为具有高可变性、并相对具有支持改变该行为的外部条件(资源)的项目。认真选择和确定优先项目不仅能够把有限的资源应用于与群众健康最密切的问题上,而且也能使社区卫生服务工作取得最佳效果。

具体操作首先是评价问题的重要性,再评价控制措施的可行性(包括技术可行性、经济可行性、群众响应可行性和对象的可接受性以及社区环境与政策的支持保障可行性),最后依据上述评价确定优先干预项目。

1. 确定优先干预的重点疾病　从主要健康问题中确定优先干预疾病。确定原则包括:

(1) 疾病的流行因素基本清楚。

(2) 具有有效的预防措施。

(3) 干预措施的成本较低。

2. 确定优先干预的重点人群　针对重点疾病,考虑重点保护人群。

3. 确定优先干预的重点危险因素　找出重点疾病的影响因素,依据重要性与可变性进行可干预性的优先排序。确定原则包括：

（1）该因素是明确的致病因素，与重点干预疾病的联系强。

（2）该因素流行水平高，可以测量并定量评价。

（3）该因素有可变性，可以预防控制并有明确的健康效益。

4. 确定社区卫生服务机构资源优先调整利用的项目

社区卫生资源优化调整的重点是社区卫生服务机构的人力资源优化建设、服务功能落实、模式更新的策略与措施以及管理体制和运行机制改革。

5. 确定政策与社区环境优先调整利用的项目

重点是加强政府主导、加大投入的对策建议以及社会和社区综合环境的支持保障措施与开发潜力。

三、撰写社区卫生诊断报告

1. 报告原则

社区卫生诊断报告要全面总结分析本社区卫生现状和存在问题，依此制订社区卫生服务工作规划。因此报告的撰写要真实可靠、实事求是，要有针对性和适宜性，同时对其发布应具有说服力、动员力和吸引力。

（1）报告要科学严谨，其资料收集方法、数据统计分析与讨论的意见和建议要有说服力。

(2) 报告主要结果与结论要利用多种形式向政府、相关部门、社区、居民等广泛传播、公示，要有动员力。

(3) 报告要全面、具体，采用形象、生动的方式，对不同对象可采用不同报告方法，使其有吸引力。

(4) 报告应具有本社区特色，有针对性，所提出的干预措施和政策建议以及制订的社区卫生服务工作规划符合本社区全面发展与总体建设要求，规划执行对本社区有适宜性和可操作性。

2. 报告格式

报告内容随报告对象不同会有所调整，因此格式与内容随对象不同也有所变化。从学术上，全面的社区卫生诊断报告应该是专业版，特别是数据资料丰富翔实，统计分析全面准确，要充分体现其专业性及其科学依据。如果是向政府、社区及其相关部门报告要编制简化版，统计分析方法应尽量简化，重点是以统计数据说明诊断结论与对策建议。如果是向社会及其居民宣传，更要注意图文并茂，以生动语言、文字告诉居民社区主要卫生问题与规划措施，特别是社区动员的策略措施等。

社区卫生诊断报告的框架应包括首页、目录、摘要、正文、参考文献等部分。正文内容一般分为背景、资料来源与方法、结果、讨论与结论五部分。

（1）背景　包括本社区卫生服务发展基础概况，社区卫生诊断的必要性和目的，以及诊断工作的组织领导与实施过程。

（2）资料来源与方法　包括现有资料和专项调查的类别、对象和内容、资料收集方法以及统计分析方法。

（3）结果　从社区人群、社区卫生资源（重点是社区卫生服务机构资源）以及社区综合环境三方面进行描述性分析。

（4）讨论　①综合分析评价并发现社区居民、社区卫生服务机构以及社区环境的主要问题与原因；②针对主要问题结合社区实际情况确定优先干预项目；③对解决问题的策略和方法提出意见和建议。特别是要分析讨论本社区重点干预项目中，针对社区干预项目的居民卫生需求，找出社区卫生服务机构供给差距及其原因，从供需矛盾寻求结合点，为制订社区卫生服务工作规划提供策略措施的科学依据。

（5）结论　根据讨论内容，从社区居民、社区卫生服务机构以及社区环境三方面做出明确结论。

四、编制社区卫生服务工作规划

（一）目的意义

社区卫生诊断是在政府主导下实施的一项社区卫生服务基础性工作，通过社区卫生诊断，确定本社区重点干预项目。在此基础上，制订社区卫生服务工作规划，明确今后五年内的社区卫生服务工作目标，采取社区综合干预策略措施，改善社区环境，充分利用社区卫生资源，满足居民基本卫生服务需求，促进居民建立健康信念、改变不良生活方式，逐步提高社区居民的健康水平和生活质量，保证社区卫生服务可持续发展，持续建设健康、和谐社区。

（二）基本原则

1. 目标性和前瞻性　应有明确目标，包括目标对象、主要领域、预期效果等。计划面向未来，要具有前瞻性。

2. 综合性和整体性　社区卫生问题具有多因素特性，且因素之间关系复杂，具体工作有多层次并涉及到多部门参与，同时干预活动策略和措施多样，因此计划制订要体现综合性和整体性。

3. 针对性和可行性　根据社区卫生诊断资料的统计分析和综合评价，结合本社区实际，在提出优先干预项目基础上制订规划，一定要有针对性，突出本社区特点，并且干预策略和措施等具体工作要在本社区有适宜性和可行性。

4. 可评价性　规划内容应包括科学可行的监测与评价方案，对规划实施效果有可操作的评价指标和方法。

（三）框架与主要内容

社区卫生服务工作规划首先应明确规划的起止时间，其书写格式一般分为摘要和正文两部分，正文包括规划背景、目标、策略措施、组织保障以及监测评价等内容。

1. 背景　主要从社区卫生诊断报告的结果与讨论内容中，提炼出关于本社区居民主要健康问题与危险因素、社区卫生服务资源及其利用的薄弱环节与开发潜力以及政策与社区环境特征，进而分析提示规划期间内应解决的重点干预项目。

2. 目标　是指规划理想的最终结果以及为实现理想结果设计的具体、量化指标，一般分为总目标和具体目标。

总目标是通过发展社区卫生服务，在规划期末要达到以人为本、受益居民的总体目标任务。具体目标要求可测量、可完成、可信以及有时间性。必须具备变化对象、变化范围、变化内容、变化时间和变化程度以及测量指标等6个要素。根据项目要求可从社区居民疾病与危险因素控制、社区卫生服务资源的优化利用以及社区支持环境优化改善等方面提出具体指标。要明确本社区的目标人群，抓住重点干预对象，同时提出规划期间内，分阶段达到的指标要求，以保证最终实现规划目标。

3. 策略与措施

围绕目标人群的特征及预期达到的目标，确定并实施政策与环境支持、社区卫生资源优化调整、健康教育和社区动员等策略与措施。

（1）政策与环境支持策略措施　①强调政府主导职能，加大社区卫生服务投入。②各级政府成立社区卫生工作领导小组，加强组织协调，支持和保障社区卫生服务各项工作落实。③通过改变社会环境、人文环境、经济环境和自然环境等来影响目标人群的重点行为，例如随着社区经济发展加大改善环境质量的投入，在街道上摆放分类投放的垃圾箱、竖立讲究卫生的广告牌，张贴醒目的禁烟标志等。④制订并落实社区困难群众医疗救助、残疾人康复以及精神病防治管理等政策。⑤组织落实相关政策、法规以及鼓励制订相关的正式或非正式的规定等，如贯彻落实公共场所禁止吸烟条例、公共场所不设立售烟亭、禁止商店向未成年人售烟以及出台学校鼓励禁烟和惩罚吸烟的规定等。

该项内容中,街道社区卫生服务工作规划主要是针对制约本社区卫生服务发展的瓶颈问题向政府及其相关部门提出解决问题的政策和策略建议。而全区社区卫生服务工作规划则应在总结各社区卫生诊断结果基础上,认真分析全区人群、资源和环境的卫生特征,针对居民基本卫生需求和发展社区卫生服务的关键难点,从政府角度提出切实可行的支持政策和保障措施。

(2) 社区卫生资源调整策略措施　①加快社区卫生服务机构的标准化建设,加大基本设施设备与财力投入,改善服务总体环境、优化服务流程,加强全科诊室建设。②加快社区卫生服务队伍建设,全员更新观念,加强团队建设与教育培训,吸引优秀人才进社区,提高队伍人员整体素质。健全社区卫生服务网络,建立社区健康责任制。③完善社区卫生服务机构公共卫生和基本医疗功能,针对目标人群和重点干预疾病与危险因素制订相应的干预制度、措施、技术规范与考核评价标准。④加强运行管理,改革管理体制和运行机制,努力提高社区卫生服务供给与利用效率。⑤社区卫生资源优化整合,探索社区卫生服务机构与医院、预防保健机构分工合作,支持社区卫生服务。

该项内容中，社区卫生服务机构应根据居民主要健康问题和社区卫生服务机构自身的能力水平，找出差距，有针对性地提出具体改革措施。重点是调整机构内部资源，完善网络，改革运行机制，优化服务。而全区从政府角度重点应在全面整合优化卫生资源，加强标准化基础建设和人才队伍建设以及社区卫生服务机构与医院、预防保健机构分工合作的运行机制等方面制订具体策略和措施。

（3）健康教育策略措施　①完善社区健康教育设施，如健康教育活动室，健康教育橱窗、展牌以及电教设备等。②确定健康教育目标人群，健康教育计划和活动方式、内容等。③开展卫生技术人员健康教育技能培训，熟悉健康教育知识和传播技能，增强人际沟通能力。④广泛开展卫生知识普及宣传，特别是主题宣传日活动。

（4）社区动员策略措施　以健康为主题在社区开展健康知识竞赛、创建无烟家庭、开展戒烟竞赛等活动。社区建立血压监测点。利用并参与社区各类单位集体活动和社区群众活动，积极动员目标人群参与社区健康促进活动。加强网络建设和部门间的协调和支持，动员新闻媒体积极参与，将社区卫生服务工作规划的社会目标转化为社区成员广泛参与的社区行动。

4. 组织保障

社区卫生服务工作规划顺利执行的基础要保证组织领导到位、协调配合到位以及工作实施到位。因此规划中必须要明确领导机构、执行单位、技术指导、协作与参与单位的组成与职能。社区卫生服务工作规划的实施应由政府牵头组织，相关部门与街道办事处分工负责，社区居委会积极参与支持，在大医院和卫生专业机构技术指导以及辖区有关单位协调配合下，由社区卫生服务机构具体实施。

社区卫生服务机构内部也要针对社区卫生服务工作中的薄弱环节和重点项目，增加相关卫生技术和管理人员，并明确其职责，保证工作落实。

5. 监测与评价

（1）监测方案　建立监测系统，明确监测内容和方法，进行质量控制，保证规划实施进度与质量。

（2）评价方案　①通过评价可以判断规划设计是否合理；活动是否按照规划进行；是否达到了预期的目标。发现规划和执行过程中的不合理成分，从而及时调整和修正。也可以及时肯定规划执行的效果，有利于进一步获得政府、社会和社区支持，并坚定社区领导者、卫生组织者和执行者的信心。②评价设计包括主要评价指标和评价方法以及组织实施评价的机构、人员以及评价时间。一般分为过程评价和效果评价。

第三章　社区卫生专项调查常用技术

【居民卫生调查】

一、抽样方法

在实际工作中，完全随机的抽样实施起来很困难，而地区划分、居委会划分则是范围清楚的可资利用的调查"群"，故整群抽样颇为常用。其最大优点是便于组织，节省经费，容易控制调查质量。社区卫生诊断中的居民卫生调查一般采用整群随机抽样方法，即根据社区情况，先抽取居委会，再在抽中的居委会中进行家庭抽样，最终的抽样单位是户。具体方法如下。

1. 抽取居委会

随机抽取全街 8 个居委会，作为整群随机抽样调查的第一个阶段。如果街道的居委会总数等于或低于 8 个者则全部抽取。如果居委会总户数低于 500 户，则要与其他居委会合并抽取。

2. 登记家庭底册

在每个抽中的居委会核对居民登记簿,排除户在人不在的居民和其他特殊情况,对住户进行家庭底册登记,然后对其中可参加调查的全体成员进行编号登记造册。

3. 确定抽样间距

(1) 根据所需调查的总样本量,确定抽中的每个居委会应分配的调查家庭样本量。如按照总样本量为1000户计算,抽中的8个居委会中,每个居委会应分配抽取的调查样本量为125户居民。

(2) 每个居委会按分配的样本量和核对后的登记户数确定抽样间距 d。

$$d = \frac{某居委会登记户数}{该居委会分配的样本量}$$

4. 抽取家庭　先抽取随机数字,作为第一个被抽中的家庭编号,再依次累加抽样间距 d,每次得数将作为第2、3、……n个被抽中家庭的编号抽取户。

5. 在抽中的每个家庭中,调查每一家庭实际人口,为每个应调查的成员正式编号,并进行调查居民的通知预约工作。

二、调查中一些特殊情况处理

1. 住户迁移

在抽中的住户中,旧的住户已搬迁,则应对新迁入的住户进行调查。

2. 出租房屋

如果被抽中的住户的房屋已经出租,实际房主未住在此房中,原则是调查实际居住在这个房子里的人,如果是由多个家庭同住,应按与入户门距离先近后远、先左后右的原则确定一个家庭进行调查。

3. 置换样本户

调查时遇到被调查人不在家(指住户中可以回答本次调查问题的人和成年住户成员、已婚育龄妇女等),不能完成调查(如体检项目等),调查员需重访,直到三次非同日访问(至少有一次是周末)都找不到被调查人,才可放弃,予以置换。但应强调,调查员应尽力寻找被调查人的下落,安排好重访时间。如遇调查对象拒访经多次耐心说服无效,也可予以置换。

置换方法可以按原调查对象居住位置,先左后右、先上后下、先里后外的顺序选择合适的居民住户进行更换。

4. 代答问题

调查过程中如遇被调查人不能回答,如语言障碍(年老反应迟钝、智力或听力障碍等)或整个调查期间内外出,可由知情者代答。如代答者对被调查人情况不熟悉,如不清楚其民族、出生年月等基本情况则不可代答。

5. 如果因意外情况中断调查,或因调查员漏填、错填一些问题而使第一次调查未能完成,就应尽快安排重访补漏,并应在不重复整个调查的情况下完成。

三、调查表设计

1. 调查表结构

根据调查内容和调查项目设计调查表。调查表主体内容要包括问题与备选答案、体格检查项目与结果,调查表结尾要注明调查地点、日期和调查人签名等。

2. 调查对象类别与内容

(1) 家庭一般情况调查。

(2) 住户成员健康调查(包括一般资料、慢性病患病史与两周患病、一年住院(家庭病床)情况调查等)。

(3) 成年人情况调查(包括一般资料、健康影响因素、自我保健与卫生知识水平、社区卫生服务机构知晓与利用等)。

(4) 特殊人群(包括60岁及以上老年人、50岁以下已婚妇女、18岁以下少年儿童)情况调查。

(5) 体格检查(一般对15岁以上人群进行体格检查)。

3. 调查问题设计

为了统计分析的方便,调查问卷的问题宜选择闭合式问题。闭合式问题设计时又可分为直接填空法和选择填空法。

(1) 直接填空法 适合数值资料的询问,如:年龄或出生日期、每天吸烟支数和年限、血压、身高、体重等。须在调查表上标出单位。

(2) 选择填空法 将问题答案预先按属性归类并量化编号,供调查对象选择,这样便于填写,也便于统计。如:性别、文化程度、职业等用文字叙述的问题。

4. 调查编码设计

编码就是用代码来代表问卷本身、问题和相应的答案,便于资料整理时进行计算机统计处理和分析,一般在调查前设计问卷时进行,即预编码。

(1) 问卷编号 是用数字给每一份问卷一个编号,使数据库中记录与相应的问卷联系起来。

(2) 问题编码 是用字母或字母与数字组合给每个问题一个代码,要特别注意子问题与母问题编码的联系。

(3) 答案编码 是用数字给问题的每个可能答案一个代码。如果问题答案是数字者就没有必要进行编码,如年龄等。

（4）疾病编码　参见附件三社区居民常见疾病编码。

（5）其他编码如民族、地区等尽量采用国家或地方统一编码。

5. 除调查表外，还要设计印制其他各类调查相关表格，包括调查准备、质量控制、进度记录以及资料整理、汇总等各种表格，如：培训考核表、抽样表、预约调查表、现场与复核质控表以及进度记录表和工作汇总表等。

四、调查员询问技术

1. 调查员的态度和举止

（1）要想取得被调查者的信任，调查员必须首先进行自我介绍，说明本次调查的目的和意义，希望被调查者配合，并强调这是政府部门开展的调查，而不是商业行为。

（2）调查员应向被调查者保证调查是匿名的，结果是保密的，解释调查的重要性。

（3）问第一个问题的时候不能有停顿，也不能一味求快，而应强调全面和准确。

（4）调查时应保证客观中立，让被调查者感觉到真实、全面回答问题是很自然的事。尽可能不要影响被调查者的意见，诱导答案。

（5）调查员的举止和言语不能流露出吃惊、讥讽、赞成或者反对等态度。

2. 调查员询问的语气与顺序

（1）问问题时应该用一种友好、自然的方式。应吐字清楚，尽可能用低调提问问题。

（2）严格按照调查表上的问题提问，不得任意改变调查表中的话，不增添语言，不改变句子的结构。按照调查表问题的顺序问每一个问题。

（3）调查员必须询问被调查者所有符合条件的问题。不能随意跳过问题。

3. 语气巩固 语气巩固有助于建立信任感。如"谢谢"，"我知道了"，"这个信息对我们很有帮助"这样的话就是很好的巩固语气。但是，语气巩固只能在合适的时候用，过分使用会显得做作和虚伪。语气巩固不能是判断性的。例如：

调查员："你吸过烟吗？"

被调查者："没有"

调查员："很好"

像这样的回答就不是语气巩固，会导致被调查者迎合调查员来回答，而不是真实的情况。

4. 探查 探查是通过一些语言和技巧来获得更多的信息，当被调查者的答案不是很充分，或者被调查者对答案感到不肯定的时候，需要调查员寻找更多的信息，这时候需要使用到探查技术。探查有时候不一定要说话。停顿或迟疑可以传递这样的信息——需要更多和更好的回答信息。被调查者通常说"不知道"来逃避问题，所以当最初回答"不知道"时调查员要使用探查语句。如果被调查者出于某种原因不想回答时，调查员的耐心往往能获得答案。如果被调查者真的不知道时，则选择相应的答案和代码。

5. 说服被调查者配合调查 被调查者不愿意参加调查，多数情况是因为其自身对调查感到疑虑或对调查不感兴趣。因此，耐心解释和有效的技巧能将这种情况减少到最低程度。

（1）调查员应充满自信，态度友好，向被调查者解释调查的目的和意义，强调被调查者参与的重要性。

（2）如果被调查者仍旧表现得犹豫，可以从以下几方面进一步解释。调查的信息是保密的，调查的负责单位是××单位，可以出示证据。

（3）个别被调查者经上述解释后，依然不满足，实际上属于不好合作，或者是一些难对付、爱挑刺的人，或是自命清高、瞧不起这类调查或调查员的人。他们可能提出若干特殊的问题，或干脆拒绝回答，在这种情况下，调查员应迅速作出判断，应予哪些解释或采用什么途径进行解释，才能使被调查者愿意合作。在这里，调查员依赖自己对该调查的理解和现场工作的经验，用自己的语言，因势利导地进行说服，被调查者不可能提出很多拒绝调查的理由。例如：

- 这个调查需要花多长时间？

回答：这个调查一般来说花 20～30 分钟左右，更取决于您的配合。

- 我没有时间。

处理办法：首先要判断被调查者是否真没有时间，是现在没时间，还是说永远没有时间，从而做相应处理。

- 我不想告诉你我自己和我家庭的事。

回答：这主要是与健康有关的知识、态度和行为，一般不涉及个人或家庭的私事，而且所有的调查信息都不记名，最后的统计报告形式是总的百分比和率。假若调查员私下散布谁家的隐私，将受到法律的惩罚，并赔偿经济损失。每一个家庭的合作，对这个调查的成功都是很关键的。

- 为什么你只调查我的家,而不调查隔壁的家庭?

回答:(首先解释不需要调查每一家)调查只需要随机抽取一些家庭就可以说明总体人群的情况,这样是省钱和省力的。抽中您的家庭和您本人是随机抽样的结果,绝不是故意的行为。正因为如此,调查哪一家,是不能随意替换的,否则会影响总体结果。

- 我认为这种调查毫无意义,纯属浪费钱。

回答:这种调查是为了了解健康的生活方式和疾病之间的关系,以备政府制订决策所需,国际上的经验证明是有用的,也许以前的调查仅止于调查,但这个项目,由卫生部(局)监督,是用于制订和评价干预措施而进行的调查。

- 调查既然是保密的,你们又如何发表结果?

回答:告诉被调查者结果的发表方式,显示调查表无姓名记录。

调查员针对问题进行解释时,适宜采用这样的语气:"是的,您说的有一定道理,但是……",避免针锋相对,造成抵触。当个别家庭和被调查者完全拒绝接受调查,则由当地村/居委会工作人员安排下次调查时间,更换调查员再次入户调查。

五、血压、身高、体重、腰围、臀围的测量技术

体格测量一般包括五项内容,即:血压、身高、体重、腰围、臀围测量。每测量完一项,将测量结果直接记录在被调查者的《居民卫生调查体格测量结果表》上。由于血压变异程度较大,要求测量两次。

（一）血压的测量

1. 测量仪器　听诊器、标准汞柱式血压计,刻度范围 0～300mmHg。

2. 测量步骤

测量血压时,受检者取坐位,双足平放在地面上,双脚平置不交叉。右臂放在桌面上,支撑应舒适,手掌向上。右侧手臂有疾患的换用左侧手臂进行测量,不能取坐位时可平卧。全身放松,避免用力、说话和移动。

（1）血压计放在受检者右臂侧,大约心脏水平部位,袖袋要平整,袖袋下缘在肘关节前自然皱褶上方的 2.5cm 处,不能太松或太紧,使气带中心正好位于肱动脉的部位。如果袖带太松则测得血压偏低,太紧则测得血压偏高。

（2）确定最高充气压。快速充气至肱动脉脉搏消失后,这时血压计上读数就是"脉搏消失压";继续充气,直至压力水平比脉搏消失压高 30mmHg 时,这个数值

即为"最高充气压"。

（3）测量时，听诊器膜式听头放在肱动脉部位，但不与袖袋或皮管接触，轻按使听诊器和皮肤全面接触。不能压得太重，否则影响声音。眼睛应该保持在血压计玻璃刻度中段水平，关紧气阀快速、稳定地充气达到"最高充气压"水平，放松气阀，使汞柱液面以每秒2mmHg左右的速度下降。以Korotkoff音第Ⅰ期和第Ⅴ期分别为收缩压、舒张压读数。但儿童、患有主动脉瓣关闭不全及高心排血量和周围血管扩张者（贫血、甲亢、妊娠及运动后），有时声音到压力为零时仍能听到。此时舒张压应记录第Ⅳ期音（变调音）。声音消失后，还应继续听20mmHg左右，以确定声音是否完全消失。然后放松气囊，记录收缩压和舒张压。

（4）血压读数必须以水银柱液面的顶端最接近的上方刻度为准。如水银面在两个刻度之间，读数应取上值，且尾数只能为偶数。

（5）应相隔2分钟后同一臂重复测量，取2次读数的平均值记录。如果2次测量的收缩压或舒张压读数相差>4mmHg，则相隔2分钟后再次测量，然后取3次读数的平均值。

3. 测量要点：

(1) Korotkoff 音　收缩压和舒张压的确定是根据 Korotkoff 音来确定的。Korotkoff 音根据其存在、消失和性质，可被分为以下五个阶段：

Ⅰ期：清晰的低调叩击音
Ⅱ期：持续的叩击音和吹气样杂音
Ⅲ期：较响的连续叩击音
Ⅳ期：沉闷而低音
Ⅴ期：声音的消失

(2) 收缩压的确定　Korotkoff Ⅰ期上限值。当听到至少两次连续打击声，将第一个打击声时的水银柱高度值记录为收缩压。

(3) 舒张压的确定　Korotkoff Ⅴ期上限值。当听到两次连续打击声消失时，将第二个打击声时的水银柱高度值作为舒张压（如有人缺乏第Ⅴ期音，则以第Ⅳ期音开始的水银柱高度值为准）。

(4) 袖带气囊中点　大多袖带都在袖带气囊中点上有标记，但这个标记常常是不正确的，不能按照这个标记确定袖带在上臂的位置。唯一确定袖带气囊中点的正确方法是将袖带气囊的两头对折，中间皱折的部位才是袖带气囊的中点，将这个中点用笔作上记号。

(5) 寻找肱动脉脉搏　掌心向上，在肘窝处用指腹仔细感觉。不要用拇指,因为拇指有自己的脉搏,脉搏应位于肘部身体一侧。练习多次寻找肱动脉脉搏。这是听诊器应该放置的部位。

(6) 血压值计数　血压值只记录偶数值,如果水银柱在两刻度之间,以最近的刻度值计算。

4. 血压测量注意事项

(1) 室内要保持安静,理想室温21℃左右,不宜过冷或过热,同时要具备休息的地方,供被测量者使用。

(2) 在测压前,被测者应安静休息10～30分钟,精神放松,排空膀胱,不饮酒、茶、咖啡等饮料,测血压前15分钟不要吸烟。测量前询问被测者是否服用影响血压的药物。

(3) 测血压前,核准血压计水银柱是否在零点,排气阀是否灵活,袖袋是否合适,有无漏气现象。

(4) 测量者态度和蔼,按正规要求测量血压。

(二) 身高的测量

1. 测量工具　长度为1.5 m、最小刻度为0.1 cm的皮尺,直角板,透明胶带,塑料布。

2. 测量环境要求　安静宽敞,地表水平、坚固,墙面垂直光整。

3. 测量步骤

(1) 固定皮尺　先用皮尺在墙面从地表垂直向上量取 1 m 的高度，用铅笔做好记号，再将皮尺用透明胶带垂直固定在墙面上，起点为 1 m 处铅笔记号点，终点约为 2 m 水平高度处。并在皮尺下的地面上放置一块干净的塑料布。

(2) 被测者脱去鞋、帽，取立正姿势，背靠墙壁，挺胸收腹，双肩平放，两臂自然下垂，掌心向内，脚跟并拢，脚尖分开约 60°，双膝并拢挺直，双眼平视正前方，眼眶下缘与耳廓上缘保持在同一水平。脚跟、臀部和双肩胛骨间三个点同时接触墙面，头部保持正立位置，使身体的重量均匀分布在双脚。

(3) 将三角板一直角边沿皮尺水平下滑，直至另一直角边贴至被测者头顶部，如被测者头发过于蓬松，应适当下压，但不宜过紧。此直角边确定的位置为被测者的身高。

(4) 被测者离开塑料布，调查员目光与三角板确定的皮尺刻度在同一水平面上，记录读数，具体数值精确到 0.1 cm。

(三) 体重的测量

1. 测量仪器　便携式体重秤，刻度精确到 0.5 kg，校准砝码（20 kg）。

2. 测量环境要求　安静宽敞，地表水平、坚固。

3. 仪器校准　称量校准砝码，如测量仪读数与砝码重量相差超过 0.5 kg，则不能用于体重测量使用，应及时置换。

4. 测量步骤

（1）测量前仪器校正　观察体重计的指针是否指在"0"点，若不在零点则调节螺丝杆使指针归零。

（2）被测者脱去鞋、帽子及外衣，仅穿贴身衣服。

（3）被测者平静站于体重测量仪上，两脚位置左右对称。身体直立，双臂自然下垂，放松于身体两侧，头部直立，双眼平视。

（4）称量仪读数稳定后，调查员俯视，目光与测量仪指针垂直，记录读数，具体数值精确到 0.5 kg。

（5）测量时注意轻上轻下。

（四）腰围的测量

1. 测量工具　长度为 1.5 m，宽度为 1 cm，最小刻度为 0.1 cm 的皮尺。

2. 测量环境要求　安静宽敞，相对隔离，避免旁人围观，地表水平、坚固。

3. 测量步骤

（1）被测者直立，双臂适当张开下垂，双脚合并，体重均匀分担在双脚，露出腹部皮肤，测量时平缓呼吸，不要收腹或屏气。

（2）腰围的测量在肚脐上缘上 1 cm 的水平面上进行。测量时皮尺刻度缘距肚脐上缘 1 cm 处，水平环绕一周。测量时皮尺贴近皮肤，但避免紧压使皮尺陷入皮肤内。检查皮尺是否水平时，最好有助手在场。

（3）调查员目光与皮尺刻度在同一水平面上，记录读数，具体数值精确到 0.1 cm。

（五）臀围的测量

1. 测量工具　长度为 1.5 m，最小刻度为 0.1 cm 的皮尺。

2. 测量环境要求　安静宽敞，相对隔离，避免旁人围观，地表水平、坚固。

3. 测量步骤

（1）被测者身穿单薄长裤，可直接测量，测量前需取出裤袋内物品（如钥匙、钱包、手机等）以免影响测量结果。如果被测者穿有数条长裤，则让其脱掉外裤，留有最内一条长薄裤进行测量。

（2）被测者身体直立，两臂下垂并适度张开，双足并拢，两腿均匀负重。

（3）皮尺刻度缘应该水平放置在臀部最大伸展的部

位。测量时皮尺紧贴皮肤测量，将皮尺轻轻贴住皮肤，经过双侧测量点标记处，勿压入软组织，应在调查对象平静呼气时读数。确保皮尺的部位无误，可以将皮尺上下移动比较不同部位读数的大小，取最大值记录。

（4）调查员目光与皮尺刻度在同一水平面上，记录读数，具体数值精确到 0.1 cm。

六、调查质量控制

（一）质量控制目的与实施

1. 质量控制目的

质量控制是监视整个过程，并查找和排除质量环节所有阶段中导致不满意的原因，以使其得到及时纠正。其目的在于：①避免或减少误差，使结果能最大程度地反映事物的真实情况。②使监测活动组织有序，提高工作效率，节约人力、财力、物力。

2. 质量控制要点

（1）全过程管理　质量控制贯穿于社区卫生诊断质量形成的全过程（即质量环的所有环节）。

（2）预防为主　通过采取关键点控制措施来排除质量环中可能导致质量问题的影响因素，把问题解决在大范围错误之前。

（3）及时纠偏　针对所有环节和因素制订相应控制

指标，发现指标超出控制范围，及时纠正。

3. 质量控制的实施

一般进行三级质量控制，第一级质控为社区卫生诊断工作组自查质控，第二级质控为社区卫生诊断领导小组主要在社区卫生服务机构内部质控，第三级质控为上级卫生行政部门和专家指导组进行外部监测质控。

（二）调查工具准备环节的质量控制

1. 质控措施

（1）制作调查工具清单，统一采购国家质检合格的产品，减少因仪器来源、品牌不同而造成的偏差。

（2）工作手册、调查问卷等文字材料由专家技术指导组统一审校、印刷。

（3）在测量技术里制订校正仪器要求，如体重秤配发标准砝码，每次调零，每天重新校正。

2. 质控指标

（1）测量器械是否统一采购，是否有合格证书。

（2）工作手册与调查问卷等文字材料是否统一审校、印刷，确保内容、文字无误；数量是否充足。

（3）是否建立调查工具分发、校对与保管制度。

（三）培训环节的质量控制

培训是影响社区卫生诊断质量和结果的关键环节，

在现场调查的实施中,从抽样到现场询问和体格测量,都需要工作人员对整体调查技术的充分理解和掌握,尤其责任心、调查技巧的培训,是整个调查成功与否的关键。

1. 质控措施

(1) 对师资提出统一的要求,熟悉社区卫生诊断流程、居民卫生调查内容和方法,具有良好的沟通能力、技巧和一定的培训经验。培训结束后由培训对象对师资水平和培训效果进行评价。

(2) 参训人员应工作责任心强,具有良好的语言表达能力,熟悉当地方言,普通话流利;问卷调查人员应有从事社区卫生服务或公共卫生相关工作1年以上工作经验;体格检查人员要求具有医学背景,从事医疗卫生工作2年以上,有相应的体检经验;血压测量参训人员还应具有从事血压测量相关工作1年以上工作经验;现场质量控制人员应具有中级以上职称,从事公共卫生或预防保健工作2年以上工作经验。

(3) 根据《社区卫生诊断技术手册》制订统一的培训方案,合理安排教学内容。有合适的培训场所与教学器材。严格培训纪律,制订考勤制度。

(4) 严格考核制度及合格证发放制度。对理论知识的掌握进行笔试考核,85分以下者重新培训或更换人员；对实践技能水平采取现场演练测试，不合格者重新培训或更换人员。

2. 质控指标

（1）师资是否具备执教资格和良好的培训能力。

（2）培训对象是否达到要求的标准。

（3）是否按照统一的培训方案进行培训。培训场所与教学设备是否符合要求。

（4）培训考勤制度是否健全落实。培训的考核结果如何。

（四）抽样环节的质量控制

顺利完成抽样的关键在于基础人口资料是否准确。如何确保各阶段抽样工作科学、真实和顺利开展，居委会/村委会的组织、发动及宣传动员极为重要。

● 第一阶段抽样（抽取居委会）

1. 质控措施

（1）要求提供准确的辖区各居委会的人口资料。

（2）专家技术指导组或者质量控制组负责抽样。

2. 质控指标

辖区居委会人口资料及抽样结果。

● 第二阶段抽样（抽取居民住户）

1. 质控措施

（1）尽量收集实际住户资料，剔除户籍人口中户在人不在的人口，补充非户籍常住人口资料，然后使用整理后的人口资料进行抽样。在工作开展前召开各居委会动员会以确保抽样工作的顺利开展。

（2）专家技术指导组或者质量控制组负责抽样。

2. 质控指标

（1）是否召开动员会。

（2）居委会人口资料及抽样结果。

（五）现场调查环节的质量控制

1. 质控措施

（1）争取社区部门支持，提前在社区公示调查活动。召开各居委会相关人员动员会，在当地新闻媒体宣传，散发宣传页，广泛宣传，使其家喻户晓。机构内部开会动员，调动卫生技术人员工作积极性。

（2）诊断负责人和质量控制组要熟悉诊断方案，根据实际情况采取合适调查方式，建立调查预约制度。专人负责调查工具管理。

（3）调查员持证上岗，每次测量前，血压计和体重计要调零，每天要校正一次。技术指导组和质量控制组跟踪督导，发现问题及时纠正。

（4）调查员每天要自查所完成的调查表，调查小组组长负责收集、整理、上交。质控人员每日收集并对每份完成的问卷进行检查。检查其填写是否清楚、完整，是否符合填表要求，有无逻辑错误等，不完整、不合格者退回补查。

（5）建立核查与问题反馈机制，尤其是调查刚开始的一周内，质控员每天要对每个调查组的调查表随机抽取1份进行电话核查，询问其中几个问题，以确定原始调查资料的真实性和可靠性，计算二次符合率。同时进行碰头，收集调查中遇到的问题，及时反馈，予以解决，调查过程中应有不少于3次这样的核查反馈。

（6）把握调查进度，一般现场调查应控制在20天左右，加上补漏调查不能超过30天。因此调查开始后10天内完成问卷应不低于总量的40%。

2. 质控指标

（1）社区宣传资料、媒体宣传记录、社区动员会签到表、会议记录。

（2）调查员持证上岗率、现场调查物资清单、一次预约成功率。

（3）调查表完成情况，要求应答率不低于95%，体检率不低于90%，置换率不高于20%，代答率不高于15%。

(4) 调查表填写合格，无空项、漏项及逻辑错误。

(5) 核查二次符合情况，除了两周患病有所差异以外，其他项目二次符合率要求不低于80%。

(6) 调查进度与总结反馈情况与记录资料齐全。

(六) 数据处理环节的质量控制

1. 质控措施

(1) 核对调查问卷编码，做到不重不漏，对调查问卷的指标填写的正确性进行检查。

(2) 在数据的计算机录入过程中严格控制录入质量，两次录入应由两名工作人员分别进行。

(3) 对已录入的数据做逻辑检查。

2. 质控指标

(1) 调查表提交数量与时间。

(2) 二次录入误差小于5%。

【服务对象满意度调查】

一、调查问卷设计

1. 问卷设计原则：有针对性、适宜性、明确性和逻辑性。

2. 调查问卷结构包括：

(1) 卷首导语　说明调查目的、解除被调查者顾虑并表示感谢。

（2）调查项目问题。

（3）卷末的调查地点、日期与调查人签名等三部分。

如果采取调查员询问填写方式，前言导语可以通过调查员口头说明，不需要在调查表中印刷。

3. 调查问卷的问题通常分为三部分。第一部分为受访者的基本资料；第二部分为关于满意度的调查指标，可以按照项目设计进行指标分级、分层的细分；第三部分为其他相关内容，如投诉意向和方式、建议和意见等。

4. 满意度调查指标涉及多个影响患者评价的具体因素，问卷中各项问题的排序按服务流程设置，并且主要针对服务中的各个接触点，这样既便于被调查者回忆、提高调查的准确度、避免思维跳跃与思维混乱，又能帮助发现服务流程中的薄弱点，针对性地加以改进。

5. 服务对象满意与不满意的程度一般划分为很满意、满意、一般、不满意、很不满意等5个等级。

二、调查方法

1. 满意度调查在社区卫生服务机构出口10～20米处进行。

2. 调查员采用偶遇法，与服务利用者进行面对面调查。调查时原则上由调查员根据调查对象回答的情况填写问卷。也可在调查员陪同和说明下由服务利用者在社区卫生服务机构出口处自行填写，当场回收。

3. 调查基本程序

确定调查范围和样本量→设计调查问卷→按照设计要求准备问卷数→随机调查受访者→调查员表明身份，说明调查用意→填写问卷→验收表格→汇总统计→总结评价

三、调查注意事项

满意度调查的关键：一是调查表设计要合理科学；二是调查对象要随机，调查方法要科学；三是调查的时间和形式要适宜；四是调查结果的统计分析要规范。特别强调以下几点：

1. 明确调查动机，不要将调查商业化、行政化，造成满意度虚高。

2. 调查要保证随机性，以匿名方式进行调查，能客观地对社区卫生服务进行社会评价。

3. 调查者应是第三方，不能是服务者本人或本部门人员，应由卫生行政部门委托第三方组织进行，并按照要求进行汇总统计、报告结果。

4. 调查方式应注意是出口调查，调查对象在利用服务并离开机构以后方可进行调查，不能在门诊、病房或服务现场进行调查。

5. 调查员的询问技术与质量控制参考居民卫生调查相应部分内容。

【社区卫生服务中心/站机构调查】

1. 在现有报表资料不能满足诊断需要时，要进行专题性资料汇总分析，如门诊病种分析，可以对上一年度的门诊记录，按照每一季度抽取第一个月或者每个月抽取中旬10天的门诊病人记录进行病种统计。住院和家庭病床病种则可以分析上一年度全年的病例资料。

2. 社区内社区卫生服务站为独立法人机构时，要对辖区内全部社区卫生服务站进行调查后，统计汇总。

第四章　社区卫生诊断组织管理与考核评价

【组织管理】

社区卫生诊断是政府领导、卫生行政部门组织部署、卫生专业机构指导合作、社区卫生服务机构具体实施、相关部门和社区广泛参与的一项极其重要的基础性公共卫生工作。

1. 区政府要将社区卫生诊断工作纳入社区公共卫生管理项目,进行计划安排,保证经费投入,进行协调组织。以卫生行政部门和社区管理部门为主,多方密切配合,进行科学设计,统筹安排。要成立区级社区卫生诊断领导小组,以分管区长为组长,成员包括相关部门的分管领导。下设区社区卫生诊断领导小组办公室,办公室主任应由卫生行政部门主要领导担任。

2. 街道办事处在政府和卫生行政部门统一部署下,负责牵头组织和协调,居委会参与配合现场调查,动员社区居民与相关单位广泛参与,社区卫生诊断报告予以公示。街道社区卫生诊断领导小组应以街道办事处分管主任为组长，社区卫生服务机构负责人为副组长，成员包括相关部门和主持实施工作的业务负责人。下设社区卫生诊断领导小组办公室，办公室主任由社区卫生服务中心分管负责人担任。

领导小组的职责是审核计划安排和实施方案，协调有关部门之间的合作，督导工作进度，提供政策支持，研究解决执行中的困难和问题。办公室负责具体组织协调与监控工作进度、工作质量与财务支出情况，督导撰写社区卫生诊断报告和制订社区卫生服务工作规划。

3. 卫生专业机构在卫生行政部门统筹安排下，负责制订技术方案，培训指导区域内各社区开展社区卫生诊断现场工作，对社区卫生诊断工作的实施过程进行监督指导、质量控制和结果考核评价。同时按照要求，负责社区卫生诊断资料的汇总统计、分析并撰写报告。区卫生行政部门牵头组建专家技术指导组，聘请医学院校以及卫生专业机构的有关专家和管理干部组成。

专家技术指导组的职责是对社区卫生诊断方案的可行性和科学性进行论证；培训、督导并解决诊断工作中出现的技术疑难问题，对撰写诊断报告和工作规划进行论证指导；进行终末评估验收等。

4. 社区卫生服务机构在卫生行政部门和卫生专业机构的指导帮助以及街道、居委会的协调配合下，具体负责组织人员进行资料收集和汇总工作，做好一级、二级质控，保证社区卫生诊断资料数据的真实性、可靠性，在社区卫生诊断报告的基础上广泛咨询论证，拟出"社区卫生服务工作规划"初稿，报告卫生行政部门和街道办事处定稿实施。

【经费预算】

社区卫生诊断能否成功实施，经费保证是重要前提。诊断经费预算主要包括人力成本、物耗成本和社区部门支持、协查成本等，设施与管理成本也要计算在内。人力成本按照工作量和当地人员工资水平进行测算。主要预算项目如下：

1. 计划设计论证

包括文献检索、计划方案设计、专家咨询论证和实施方案制订等费用。

2. 调查人员培训

包括诊断工作开展前的各类培训的讲课费、教室和教学设备租赁费、培训材料与考核等支出费用。

3. 资料收集

各类资料收集的劳务成本以及相关人员协助调查费用。一般包括：

(1) 居民调查　包括抽样、预约、调查和协查等费用。①按照2人一组计算人力劳务补贴，例如一个工作日按照6.5个小时计算（其他1.5个小时为处理交接、洗手等"必须时间"），如果每天每组平均调查6户，则可以按照人员工资和样本总量预算劳务成本。②居委会等社区相关人员协查劳务费。③居民家庭配合协助调查费等。

(2) 满意度调查　每个中心100人调查对象，例如一般调查1人可以按照0.5小时计算劳务成本。

(3) 现有资料收集与中心机构调查　社区现有资料收集可以按照1人工作1个月计算劳务成本。社区卫生服务机构调查根据专项统计分析量的实际情况进行预算。

(4) 调查质量控制　可以按照1~2人工作1个月预算劳务成本。

4. 输机统计

包括软件设计、数据录入、输机核查及统计分析等成本费用。

(1) 资料输机录入　2人同步输机录入，按照居民卫生调查和满意度调查表一份输机录入时间预算人工成本，计算机配备视具体情况而定。

（2）统计分析　包括软件编制、汇总、统计费用，其技术含量较高，应按照计算机专业技术人员成本预算费用。

5. 总结与撰写报告

包括资料统计结果分析与讨论，专家咨询研讨论证、撰写社区卫生诊断报告以及制订社区卫生服务工作规划等费用。

6. 技术指导与评估验收费

包括专家指导与评估验收等费用支出。根据参与专家人数、指导与评估验收工作量以及会议、食宿以及交通等费用预算成本。

7. 资料印刷与设备购置费

包括技术手册，调查员操作手册，各类调查、质控与工作表等各种资料印制费用，以及弹簧秤、血压计、听诊器、皮尺等必要调查设备购置费。

8. 其他

包括宣传组织费、通讯交通费及10％不可预测的预算活动费用。

【考核评价】

1. 考核方法

（1）全面验收、分级复核　社区卫生诊断完成后，采用社区自查、区级卫生行政部门组织专家全面验收，市级卫生行政部门对部分社区或重点项目进行抽样复核的三级考核方法。

（2）资料审核和现场复核相结合　考核评价组采用查看资料、实地考察和现场复核等方法。

（3）分层抽样复核　对现场复核内容，应将被调查对象按照整群进行分层抽样复核。

（4）制订社区卫生诊断考核评价指标体系。

2. 考核内容与要求

（1）考核组织领导

通过查看资料并询问相关领导与工作人员，考核领导组、技术指导组和工作组的成员组成是否合理，职责分工是否明确，各组职责是否落实到位，组织实施是否规范有序，是否及时召开工作协调会议等。

（2）考核过程质量　包括：①考核社区卫生诊断的设计是否科学、可行；各类调查表、过程记录和质控表是否齐全。②考核各类资料收集和过程记录是否完整、有效；抽取2%调查表核查，要求填写规范、清楚、完整。考核统计方法是否可靠，分析结果是否可信。③考核工作人员培训是否到位，工作质量是否合格。调查人员闭卷考核与体格测量实际操作考核 80 分以上为及格，单项调查人员及格率应达 100%。④考核各类质量控制表格是否齐全，质量控制措施是否到位，调查是否符合质量要求。⑤评估组采用入户和电话询问方式，抽取被调查对象进行问卷质量核查，符合率不低于 80%。

（3）审核社区卫生诊断报告和社区卫生服务工作规划。诊断报告要求资料真实可靠、统计科学严谨、报告全面完整；制订的社区卫生服务工作规划要具有科学性、可行性、发展性和独特性。

（4）通过查看账目和实地考察，考核经费使用是否合理，是否专款专用、设备齐全。

（5）调查社区居民对居民卫生调查的满意度评价。

附录：附件一　调查参考表格
　　　附件二　民族编码
　　　附件三　社区居民常见疾病编码
　　　附件四　质控参考表格
　　　附件五　部分指标解释
　　　附件六　统计表与统计图的制作要求

附件一　调查参考表格

<u>重要信息：有关个人资料，注意保密</u>

社区居民卫生调查表

CODE1 区＿＿＿＿＿＿编码：　　☐☐☐☐☐☐
CODE2 街道＿＿＿＿＿＿编码：　　　　　☐☐☐
CODE3 居委会＿＿＿＿＿编码：　　　　　☐☐☐
CODE4 户编码：　　　　　　　　　　　☐☐☐☐

户主姓名＿＿＿＿＿＿＿＿　联系电话＿＿＿＿＿＿＿＿

家庭电话＿＿＿＿＿＿＿＿

家庭住址＿＿＿＿＿＿＿＿＿＿＿＿＿＿＿＿＿＿＿＿＿＿＿

＿＿＿＿＿＿＿＿＿＿＿＿＿＿＿社区卫生服务中心

＿＿＿＿＿＿年＿＿＿月

入机顺序号：＿＿＿＿＿＿＿

第一部分 家庭一般情况调查表

表1 家庭一般情况调查

1	调查前半年内,常住在家里的人数:(包括没有户籍但在您家居住半年以上的人)	
2	您家实际生活用房建筑面积约多少平方米?(使用面积乘1.3)	
3	您家饮水主要类型:1)自来水 2)桶装水 3)井水 4)其他	
4	您家使用厕所情况:1)室内厕所 2)室外厕所 3)公共厕所	
5	从您家到最近的医疗点采用适宜方式最快需要多少分钟?	
6	去年一年内,您的家庭用于药品、医疗服务用品及医疗支出共为多少元?	
7	其中:自费支出多少元?	
8	该自费支出占您家实际总收入的比例大约是多少?(%)	

第二部分 住户成员健康询问调查表

表 2A 住户成员个人基本情况调查

		01	02	03	04	05	06
1	住户成员编码（01 为户主，其他按调查顺序）						
2	住户成员姓名：（01 填写户主的姓名）						
3	与户主关系： 1）户主　2）配偶　3）子女　4）孙子女　5）父母 6）祖父母　7）兄弟姐妹 8）其他						
4	询问的问题是否将由本人回答：1）自己回答 2）由他人代答	/	/	/	/	/	/
5	性别：1）男 2）女						
6	出生年月： 　　年　　月（如代答者不清楚则不可代本问卷）		/	/	/	/	/
7	民族：（填写具体民族名称）（如代答者不清楚则不可代本问卷） 民族编码						
8	您目前参加的社会医疗保险是？ 1）无　2）职工基本医疗保险　3）大病医疗保险　4）公费医疗 5）劳保医疗　6）合作医疗 7）其他社会医疗保险 8）低保医疗救助 9）代答者不清楚（答 2 或 99 者跳问表 2B）						
9	您是否购买过商业医疗保险？ 1）购买　2）没有购买 99）代答者不清楚						

表2B 住户成员既往慢性病患病情况调查

		01	02	03	04	05	06
	住户成员编码（01为户主，其他按调查顺序）						
1	您是否患有高血压？1）是 2）否（答2跳问3题）						
	查填高血压疾病编码						
2	哪里诊断？ 1）社区卫生服务中心 2）社区卫生服务站 3）区医院或二级医院 4）三级综合或专科医院 5）中医医院 6）企事业单位医院/保健站 7）其他＿＿						
3	您是否患有糖尿病？1）是 2）否（答2跳问5题）						
	查填糖尿病疾病编码						
4	哪里诊断？ 1）社区卫生服务中心 2）社区卫生服务站 3）区医院或二级医院 4）三级综合或专科医院 5）中医医院 6）企事业单位医院/保健站 7）其他＿＿						
5	您是否患有经医生诊断的其他慢性疾病？ 1）是 2）否（否则跳问表2C）	—	—	—	—	—	—
	如果患有其他慢性病，按就医的经常性依次回答6题至11题	—	—	—	—	—	—

93

续表

		01	02	03	04	05	06
6	住户成员编码（01为户主，其他按调查顺序）						
7	第一种其他慢性病疾病（疾病名称） 查填第一种疾病编码 哪里诊断？ 1）社区卫生服务中心 2）社区卫生服务站 3）区医院或二级医院 4）三级综合或专科医院 5）中医医院 6）企事业单位医院/保健站 7）其他_____						
8	第二种其他慢性病疾病（疾病名称）（无则跳问表2C）						
9	查填第二种疾病编码 哪里诊断？ 1）社区卫生服务中心 2）社区卫生服务站 3）区医院或二级医院 4）三级综合或专科医院 5）中医医院 6）企事业单位医院/保健站 7）其他_____						
10	第三种其他慢性病疾病（疾病名称）（无则跳问表2C）						
11	查填第三种疾病编码 哪里诊断？ 1）社区卫生服务中心 2）社区卫生服务站 3）区医院或二级医院 4）三级综合或专科医院 5）中医医院 6）企事业单位医院/保健站 7）其他_____						

表2C 两周患病情况调查（如两周内同一患者患有多种病伤，则每种疾病各填一列，并注明该成员编号，儿童由家长代答）

住户成员中有两周内患病者编号（其他成员不填）

1	调查前的2周内，是否觉得有身体不适，或患有急、慢性疾病？ 1）是 2）否 99）代答者不清楚（答2或99者跳问表2D）										
2	主要有哪些不适？(此题可多选) 1) 胸痛 2) 腹泻 3) 腹泻 4) 头痛 5) 腰腿痛 6) 发烧 7) 咳嗽 8) 心慌/心悸 9) 其他____ 0) 无										
3	患的是什么病或伤？（填疾病名称）0）无医生明确诊断										
	查填疾病编码										
4	所患的病是？ 1）疾病两周内发生 2）疾病两周前发生延续到两周内										
5	本次病伤在调查前2周内持续了多少天（天）？										
6	（如您在工作）调查前2周内，因本次病伤，休工了多少天？ 99）未工作										
7	（如您是学生）调查前2周内，因本次病伤，休学了多少天？ 99）未在学										
8	您患病后，是否进行了治疗（包括自我医疗）？ 1）是（跳问10题）2）否										

续表

9	住户成员中有两周患病者编号（其他成员不填）未治疗的最主要原因是？（单选）1）自感病轻 2）经济困难 3）无时间 4）交通不便 5）医疗服务差 6）自觉无有效措施 7）其他＿＿（本问卷结束，跳问表2D）				
10	如您进行了治疗，采用什么方式？1）纯自我医疗（跳问表2D） 2）找医生看病治疗 3）自我治疗并就医 4）自医疗和看医生（答2或3者跳问13题）				
11	您在哪里看病？（如在不同的医疗卫生单位看过病，选择次数最多的一个）1）社区卫生服务中心 2）社区卫生服务站 3）区医院或二级医院 4）三级综合或专科医院 5）中医医院 6）企事业单位医院/保健站 7）其他＿＿				
12	选择上述单位最主要原因是？（单选）1）距离近 2）价格低 3）质量好 4）定点单位 5）有熟人 6）有信赖医生 7）服务态度好 8）其他＿＿				
13	看病后，是否根据医生处方在非就诊医药店配药？1）是 2）否				

96

表 2D 调查前一年住院治疗情况（如因不同的疾病原因住院，则每种疾病住院情况各填一列，并注明该成员编号，儿童由家长代答）

	住户成员中有住院治疗者编号（其他成员不填）													
1	在过去的1年内，是否因病住过医院？1) 是 2) 否 99) 代答者不清楚（答2或99者跳问表2E）													
2	住院原因？1) 疾病 2) 损伤或中毒 3) 康复 4) 计划生育 5) 分娩 6) 其他													
3	因疾病或损伤、中毒等住院的疾病名称？查填疾病编码													
4	调查前一年内，因这种病伤住过几次医院？													
5	最近一次住院多少天？													
6	最近一次住院的医疗机构类型：1) 社区卫生服务中心 2) 社区卫生服务站 3) 区医院或二级医院 4) 三级综合或专科医院 5) 中医医院 6) 企事业单位医院/保健站 7) 其他_____													

97

表2E 调查前一年家庭病床治疗情况（如因不同的疾病原因家庭病床，则每种疾病住床情况各填一列）

住户成员中有住家庭病床者（其他成员不填）							
1	在过去的1年内，是否因病住过社区卫生服务中心或医院的家庭病床？1）是 2）否 99）代答者不清楚（答2或99者跳同表3A）						
2	您住家庭病床的原因？（此题可多选）1）住院家中无人照顾 2）家庭病床比住院方便 3）家庭病床住院费用低 4）其他						
3	您因何种疾病住家庭病床						
	查填疾病编码						
4	调查前一年内，因这种病伤住过几次家庭病床？						
5	最近一次住家庭病床的医疗机构类型：1）社区卫生服务中心 2）社区卫生服务站 3）区医院或二级医院 4）三级综合或专科医院 5）中医医院 6）企事业单位医院/保健站 7）其他____						

第三部分 18岁及以上成年人调查表

表3A 基本情况

		01	02	03	04	05	06
1	住户成员编码（依据第二部分住户成员健康询问调查表中成员编码号）						
2	您的婚姻状况：1）未婚 2）已婚 3）离婚 4）丧偶						
3	您的文化程度：1）文盲 2）小学 3）初中 4）高中技校 5）中专 6）大专 7）大学及以上						
3	您主要从事的职业：1）机关事业单位管理者 2）大中型企业高中层管理人员 3）私营企业主 4）专业技术人员 5）办事人员 6）个体工商户 7）商业服务业员工 8）工人 9）学生 10）离退休人员 11）无业人员						

表 3B 健康影响因素

	住户成员编码（依据第二部分住户成员健康询问调查中成员编码号）	01	02	03	04	05	06
1	您是否吸烟？ 1）不吸烟（跳问 5 题）2）吸烟 3）已戒烟（跳问 4 题）						
2	您吸烟多少年了？（不足一年填 0）						
3	最近一年您平均每天吸多少支烟（支）？（跳问 5 题）						
4	您戒烟多少年了？（不足一年填 0）						
5	您平时饮酒吗？1）不饮或很少饮（跳问 8 题）2）偶尔饮（跳问 8 题）3）经常饮						
6	您饮酒多少年了？（不足一年填 0）						
7	平均一个月有几次大量饮酒？（一次饮酒超过相当于 3 两 50 度白酒的量）						
8	半年来，您业余时间最经常的体育锻炼或健身活动是什么？（单选） 1）都不参加（跳问 11 题）2）走、慢跑、太极拳类 3）健美操、舞蹈类 4）器械运动 5）球类运动 6）体育比赛 7）其他_____						
9	您平均每周锻炼几次？						
10	平均每次锻炼多少分钟（分钟）？						
11	您每天静坐（包括工作、业余）累计有多少小时？						

表3C 饮食情况

住户成员编码（依据第二部分住户成员健康询问调查表中成员编码号）	01	02	03	04	05	06
1	您平均每周有几天吃早餐？___天 0）基本不吃早餐					
2	与一般人比，您吃饭菜的咸淡口味如何？1）口味重，爱吃较咸食物 2）口味适中 3）口味轻，爱吃清淡食物					
3	您平均每天吃多少新鲜蔬菜？（按克计算）					
4	您平均每天吃多少新鲜水果？（按克计算）					
5	您平均每天吃乳及乳制品多少？（按毫升计算）1）<200 2）200～ 3）400～ 0）基本不吃					
6	您平时吃腌熏的肉、蛋制品吗？1）经常吃 2）偶尔吃 0）基本不吃					

101

表 3D 自我保健情况（此表内容不能代答，代答者跳问表 4A）

住户成员编码（依据第二部分住户成员健康询问调查表中成员编码号）	01	02	03	04	05	06
1	您知道您的身高吗？1）知道＿＿（厘米） 9）不知道						
2	您知道您的体重吗？1）知道＿＿（公斤） 9）不知道						
3	您知道您的血压值吗？1）知道 填收缩压值（mmHg) 9）不知道						
4	1）知道 填舒张压值（mmHg) 9）不知道						
5	您是否经常主动地获取一些保健知识？1）是 2）否						
6	有关卫生保健方面的知识您主要从哪里获得？（最多选 3 项）1）医生 2）电视 3）广播 4）报刊书籍 5）学校或单位 6）同事或亲友 7）墙报 8）其他＿＿						

表 3E 基本健康知识（此表内容不能代答，代答者跳问表 4A）

	住户成员编码（依据社区卫生服务机构的卫生知识讲座吗）	01	02	03	04	05	06
1	您听过社区卫生服务机构的卫生知识讲座吗？ 1) 听过 2) 没有听过						
2	您知道一般成年人平均每天吃的食盐量不能超过多少克吗？ 99) 不知道						
3	您知道艾滋病主要通过哪些途径传播吗？（此题可多选）1) 性传播 2) 血液传播 3) 母婴传播 4) 生活接触 5) 空气传播 9) 不知道						
4	您认为治疗感冒一定要用抗生素吗？1) 不一定 2) 一定 9) 不知道						
5	您知道下面哪个是成年人确诊高血压的诊断标准吗？(mmHg) 1) 收缩压≥160 和（或）舒张压≥95 2) 收缩压≥180 和（或）舒张压≥100 3) 收缩压≥140 和（或）舒张压≥90 4) 收缩压≥120 和（或）舒张压≥80 9) 不知道						
6	您知道高血压与哪些危险因素有关吗？ 1) 回答正确 2) 回答错误 9) 不知道						
7	您知道确诊高血压的病人应怎样进行药物治疗吗？1) 终生坚持服药 2) 血压高时服药 3) 有症状时服药 9) 不知道						
8	您知道糖尿病有哪些常见症状吗？ 1) 回答正确 2) 回答错误 9) 不知道						
9	您知道确诊糖尿病的病人应怎样进行药物治疗吗？1) 终生坚持服药 2) 血糖高时服药 3) 有症状时服药 9) 不知道						
10	孕妇吸烟是否会影响胎儿的正常发育？ 1) 无影响 2) 有影响 9) 不知道						

表 3F 社区卫生服务中心/站知晓与利用（此表内容不能代答，代答者跳问表 4A）

住户成员编码（依据第二部分住户成员健康询问调查表中成员编码号）	01	02	03	04	05	06
1 您平时就诊最多的医疗机构是？(选1个) 1) 社区卫生服务中心 2) 社区卫生服务站 3) 区医院或二级医院 4) 三级综合或专科医院 5) 中医医院 6) 企事业单位医院/保健站 7) 其他____ （答1或2者跳问4题）						
2 您知道附近有社区卫生服务中心或站吗？ 1) 知道 9) 不知道（答2跳问表4A）						
3 您到那去过吗？1) 去过 2) 没去过（答2跳问表4A）						
4 您步行到社区卫生服务中心或站在路上需花的时间是多少分钟？						
5 您到那里去的目的是？（此题可多选，最多选4项） 1) 看病 2) 开药 3) 慢性病随访 4) 咨询 5) 针灸、理疗 6) 预防接种 7) 儿童查体 8) 孕妇查体 0) 其他____						

第四部分 特殊人群调查表

表4A 60岁及以上老年人情况调查

	住户成员编码（依据第二部分住户成员健康询问调查表中成员编码号）	01	02	03	04	05	06
1	正在进行的调查对象年龄在60岁及以上吗？ 1）是 2）否（答否跳[问表4B）						
2	您目前和谁一起生活？1）与老伴 2）与子女 3）与老伴和子女 4）自己独居 5）其他						
3	您觉得现在的居住条件如何？ 1）很好 2）好 3）一般 4）差 5）很差						
4	您觉得现在的个人经济状况如何？ 1）很好 2）好 3）一般 4）差 5）很差						
5	您的食欲（或胃口）如何？1）很好 2）好 3）一般 4）差 5）很差						
6	您的睡眠如何？1）很好 2）好 3）一般 4）差 5）很差						
7	您的日常生活是否需要依靠药物或医疗帮助？1）根本不需要 2）偶尔需要 3）一般需要 4）多数需要 5）完全需要						
8	总的来讲，您感觉自己的健康状况如何？ 1）很好 2）好 3）一般 4）差 5）很差						

续表

	住户成员编码（依据第二部分住户成员健康询问调查表中成员编码号）	01	02	03	04	05	06
9.	您（最近1个月）从事下列活动有无困难？程度如何？	—	—	—	—	—	—
9.1	骑车或做家务1个小时以上：1）毫无问题 2）多半能 3）半数能半数不能 4）多半不能 5）完全不能						
9.2	上三层楼：1）毫无问题 2）多半能 3）半数能半数不能 4）多半不能 5）完全不能						
9.3	弯腰曲膝，下蹲：1）毫无问题 2）多半能 3）半数能半数不能 4）多半不能 5）完全不能						
9.4	步行1~2里路：1）毫无问题 2）多半能 3）半数能半数不能 4）多半不能 5）完全不能						
10	（最近1个月）您的心理状态如何？	—	—	—	—	—	—
10.1	您是否感觉生活充实和快乐？1）总是有 2）经常有 3）时有时无 4）偶尔有 5）完全没有						
10.2	您有情绪低落或忧郁等情况吗？1）完全没有 2）偶尔有 3）时有时无 4）经常有 5）总是有						
10.3	你的记忆力怎样？1）很好 2）好 3）一般 4）差 5）很差						

续表

住户成员编码（依据第一部分住户成员健康询问调查表中成员编码号）	01	02	03	04	05	06
10.4 您能够专注地做一件事持续10分钟以上吗？ 1）完全能 2）多数能 3）一般能 4）偶尔能 5）根本不能	—	—	—	—	—	—
11 （最近1个月）您的社会关系情况						
11.1 您的家庭关系如何？ 1）很好 2）好 3）一般 4）差 5）很差 6）无来往						
11.2 您的亲友关系如何？ 1）很好 2）好 3）一般 4）差 5）很差 6）无来往						
11.3 您的邻居关系如何？ 1）很好 2）好 3）一般 4）差 5）很差 6）无来往						

表 4B 50 岁以下已婚妇女情况调查

	住户成员编码（依据第二部分住户成员健康询问调查表中成员编码号）	01	02	03	04	05	06
1	正在进行的调查对象是 50 岁以下已婚妇女吗？ 1）是 2）否（答否跳问表 4C）						
2	您是否患过妇科疾病？（此题可多选）1）无 2）阴道炎 3）宫颈炎 4）附件炎 5）宫外孕 6）子宫肌瘤 7）卵巢肿瘤 8）其他_____						
3	您认为有必要进行妇女病普查吗？ 1）有必要 2）没有必要 9）不知道						
4	您近两年来是否接受过妇女病普查？1）是 2）否 9）不记得						
5	您近一年来是否经医生做过乳腺检查？1）是 2）否 9）不记得						
6	您知道乳腺自查的方法吗？1）知道 2）不知道（答不知道跳问 9 题）						
7	乳腺自查方法是从哪里学会的？ 1）大医院医生 2）社区卫生服务中心（站）医生 3）其他医生 4）宣传材料 5）电视、电台 6）其他						
8	您多长时间一次乳腺自查？_____月 9）不定期 0）没做过						
9	您近两年来是否进行过子宫颈细胞学涂片检查？ 1）是 2）否 9）不记得						
10	你是否做过人工流产？1）是 2）否						

表 4C 3 岁以下儿童情况调查（询问儿童家长）

	住户成员编码（依据第一部分住户成员健康询问调查表中成员编码号）	01	02	03	04	05	06
1	正在进行的调查对象年龄在 3 岁以下吗？（不包括 3 岁） 1) 是 2) 否（答否跳问表 4D）						
2	您的孩子是否参加系统儿童保健管理？ 1) 是 2) 否 9) 不清楚（答 2 或 9 跳问 4 题）						
3	您的孩子在哪里进行系统保健管理？ 1) 社区卫生服务中心 2) 社区卫生服务站 3) 医院 4) 企事业职业 医院/保健站 5) 预防保健机构 6) 其他_____						
4	您知道婴儿应该添加辅食的月龄是：（辅食指谷类或米粉类泥糊状 食物）_____月 99) 不知道						
5	您认为孩子学爬重要吗？ 1) 必须学爬 2) 应该学爬 3) 不需要学爬 9) 不知道						
6	您的孩子有下列哪些饮食习惯与行为？（此题可多选） 1) 无不良饮食习惯 2) 挑食、偏食 3) 多零食 4) 贪食 5) 边吃边 玩或看电视						
7	您从孩子几个月开始清洁孩子的牙齿？_____月 0) 未清洁过						

109

续表

住户成员编码（依据第二部分住户成员健康询问调查表中成员编码号）		01	02	03	04	05	06
8	您的孩子每日户外平均活动几小时？ 99）不清楚 不足 1 小时填 "0" 1小时以上不足 2 小时填 "1" 2小时及以上填 "2"						
9	您的孩子平均每日看电视累计几小时？ 99）不清楚 不足 1 小时填 "0" 1小时以上不足 2 小时填 "1" 2小时及以上填 "2"						
10	未经医生允许您曾经常给孩子吃保健品吗？ 1) 经常 2) 偶尔 0) 从未吃过						
11	未经医生允许您曾经常给孩子吃"中、西药"吗？ 1) 经常 2) 偶尔 0) 从未吃过						
12	您的孩子多大进育院或幼儿园？（按月龄计算）＿＿月 0) 未进						

表4D 3~6岁学龄前儿童情况调查（询问儿童家长）

	住户成员编码（依据第二部分住户成员健康询问调查表中成员编码号）	01	02	03	04	05	06
1	正在进行的调查对象年龄在3~6岁之间吗？ 1）是 2）否（答否跳问表4E）						
2	您的孩子是否参加系统儿童保健管理？ 1）是 2）否 9）不清楚（答2或9跳问4题）						
3	您的孩子在哪里进行系统保健管理？ 1）社区卫生服务中心 2）社区卫生服务站 3）医院 4）企事业职业医院/保健站 5）预防保健机构 6）其他						
4	您的孩子多大进幼儿园？（按年龄计算）0）未进						
5	您的孩子有下列哪些饮食习惯与行为？（此题可多选）1）无不良饮食习惯 2）挑食、偏食 3）多零食 4）贪食 5）边吃边玩或看电视						
6	您的孩子几岁开始刷牙？0）现在还没有开始刷牙 99）不记得						
7	您的孩子平均每日看电视累计几小时？ 99）不清楚 不足1小时填"0" 1小时以上不足2小时填"1" 2小时及以上填"2"						
8	为保"健康"未经医生允许自主给孩子吃"保健品"吗？ 1）经常吃 2）偶尔吃 0）从未吃过						

续表

住户成员编码（依据第二部分住户成员健康询问调查表中成员编码号）	01	02	03	04	05	06
9	患病时，您未经医生允许自主给孩子吃"中、西药"吗？ 1）经常吃 2）偶尔吃 0）从未吃过					
10	您的孩子曾有过意外伤害吗？1）有过 2）无（答无跳问表4E）					
11	最近一次意外伤害是在哪一年？					
12	伤害原因是什么？1）摔伤 2）撞伤 3）利器伤 4）烫伤 5）烧伤 6）中毒 7）其他_____					

表 4E 7~17 岁学龄期未成年人情况调查（询问儿童家长）

	住户成员编码（依据调查对象第二部分住户成员健康询问调查表中成员编码号）	01	02	03	04	05	06
1	正在进行的调查对象年龄在 7~17 岁之间吗？1）是 2）否（答否结束本问卷调查）						
2	您的孩子平均每周有几天吃早餐？___ 天 0）基本不吃早餐						
3	您的孩子有下列哪些饮食习惯与行为？（此题可多选 1）无不良饮食习惯 2）挑食、偏食 3）多零食 4）贪食 5）边吃边玩或看电视						
4	您的孩子每天刷牙几次？0）不能做到每天刷牙 99）不清楚						
5	您的孩子平均每日（包括假日）看电视和接触电脑几小时？99）不清楚 不足 1 小时填 "0" 1 小时以上不足 2 小时填 "1" 2 小时及以上填 "2"						
6	您觉得孩子睡眠好吗？1）好 2）一般 3）不好 99）不清楚						
7	您的孩子有过下列表现吗？（可多选，最多选 3 个）1）多动 2）抽动 3）强迫 4）攻击 5）交往障碍 6）学习障得 7）退缩 8）自闭倾向 0）无上述表现 99）不清楚						
8	您的孩子与同学关系好吗？1）很好 2）一般 3）不好 99）不清楚						
9	他（她）遇到挫折或情绪波动愿意与家长倾诉或沟通吗？1）愿意沟通 2）不问不说 3）问也不说 99）不清楚						

续表

住户成员编码（依据第二部分住户成员健康询问调查表中成员编码号）	01	02	03	04	05	06
10	您知道男孩和女孩的青春期标志吗？ 1) 回答正确 2) 回答错误 9) 不清楚					
11	他（她）有早恋的异性朋友吗？1) 有 2) 没有 99) 不清楚					

Q. 调查真实性判断

住户成员编码（依据第二部分住户成员健康询问调查表中成员编码号）	01	02	03	04	05	06
调查员对被调查者回答情况的总体判断： 1) 真实 2) 基本真实 3) 有一定出入 4) 出入较大						

调查人签字 _____

调查日期：_____年___月___日

第五部分 体格检查（15岁及以上人群）

	01	02	03	04	05	06
住户成员编号（依据第一部分住户成员健康询问调查表中成员编码号）						
1						
2 被测量者测量前是否静坐休息5分钟？1）是 2）否						
3 您今天服过降压药、扩血管药、镇静类药物吗？1）是 2）否						
4 过去半小时内，您是否吸烟、饮酒/咖啡或进行过剧烈运动？1）是 2）否						
5 测量现场是否能听到有人说话或其他声音？1）是 2）否						
5 第一次测量：收缩压（mmHg）						
6 舒张压（mmHg）						
7 第二次测量：收缩压（mmHg）						
8 舒张压（mmHg）						
9 当两次测量血压收缩压或舒张压值相差超过4 mmHg时，需测量第三次测量：收缩压（mmHg）						
10 舒张压（mmHg）						

续表

住户成员编号（依据第二部分住户成员健康询问调查表中成员编码号）	01	02	03	04	05	06
以下为自选项目						
11 身高（厘米）（保留1位小数）						
12 体重（千克）（保留1位小数）						
13 腰围（厘米）（保留1位小数）						
14 臀围（厘米）（保留1位小数）						

检查员签字 _____　　　　　　检查日期：_____ 年 ___ 月 ___ 日

社区居民卫生调查表中调查项目填写说明

【封面】

区的编号是国家行政区划代码。街道社区编号由区卫生行政部门统一编制。居委会和住户编号由社区卫生诊断专家指导组或质量控制组确定。入机顺序号由计算机录入人员填写。

【第一部分 家庭一般情况调查表】

表1 家庭一般情况调查

1. 调查前半年内,常住在家里的人数:包括没有户籍但在本住户居住半年以上的人,如亲戚、保姆等,也就是在此住房居住达半年以上的人。

2. 实际生活用房建筑面积:指居民用于居住和生活的房屋建筑面积,如果被调查住户只知道使用面积,计算方法是建筑面积＝使用面积×1.3。

3. (略)

4. 使用厕所情况:1) 室内厕所指厕所在住房单元内自用。2) 室外厕所指厕所在住房单元外自用。3) 公共厕所指厕所与其他住户合用。

5. 从您家到最近的医疗点采用适宜方式最快需要多少分钟:指采用适宜的方式(步行或利用交通工具)以最快的速度到达最近医疗点的时间。

6. 去年一年内,您的家庭用于药品、医疗服务及用品支出共为多少元:指家庭成员用于支付看病拿药、住院、预防疾病、孕妇保健和生孩子、儿童保健等的花费及与医疗相关的各类用品的支出,不包括保健食品费用。

7. 其中自费支出多少元:在上述的医疗相关花费中,需要自己担负的费用。

8. 自付医疗费用支出占您家实际收入比例(%):由应答者

自己估计比例。

【第二部分　住户成员健康询问调查表】

表2A　住户成员个人基本情况调查

住户成员编码：每位住户成员对应一个编号，每户的第一人应为户主，编号01，其他成员按调查先后顺序填写，编码为02～06，如该户人口超过6人，另取一张调查表作为续表，顺序编号为07～12。一份调查表中每个成员编号固定。

1. 住户成员姓名：填写本户对应上述住户成员编号的成员姓名，没有正式姓名的可填小名，婴儿未起名的可填写"未起名"。

2. 与户主的关系：1）户主：依据户口本确定。2）配偶：指户主本人的妻子或丈夫。3）子女：指户主的子女，包括媳婿。4）孙子女：包括孙子女、外孙子女、孙媳婿和外孙媳婿。5）父母：指户主的父母，包括岳父母、公婆。6）祖父母：指户主的祖父母，包括外祖父母、曾祖父母。7）兄弟姐妹：包括嫂子、弟媳、姐夫和妹夫。8）其他：姑、叔、表亲等其他亲属，以及保姆、同事、同学等与户主没有亲属关系的人。

3～4.（略）

5. 出生年月：填写时，"/"之前写年度，"/"之后写月份，如1995年10月出生，则填1995/10。注意如代答者不清楚被调查人的出生年月则没有代答资格，不可代答此人的问卷。

6. 民族：填写具体民族名称，并按照规定进行民族编码。注意如代答者不清楚则没有代答资格，不可代答本问卷。

7. 您是否购买商业医疗保险：指个人付费与保险公司自愿签订的医疗保险合同。

表2B　住户成员既往慢性病患病情况调查

● 慢性病患病是指被调查者既往患有经过医疗机构明确诊断的慢性病。

● 在询问调查时，一个被调查者可能同时有一种以上的慢性病，应该尽可能将所患的慢性病都填写，如果一个被调查者除患有高血压、糖尿病以外，还患有其他三种以上慢性病，就选择最主要的三种。
- 所患慢性病要填写具体的疾病名称，再查"社区常见疾病编码表"，填写相应的疾病编码。现场必须准确填写所患疾病，填写编码则可在调查结束后，由调查员对照疾病编码表填写。
- 关于诊断单位应由调查员根据被调查人回答的医疗机构具体名称，按选项要求作出归类判断。

问题1~11（略）

表2C 两周患病情况调查

"两周患病"资料来源于居民自我报告，是指在入户调查日的前14天内被调查的家庭成员自觉身体不适，包括未明确诊断的症状、体征和明确诊断的疾病，也包括意外损伤或中毒等。

如果一位被调查者前两周内患多种疾病或损伤，应记为多次患病。填写时每种疾病各填一列，并注明该成员编号。

1. 调查前的2周内，是否觉得有身体不适，或患有急、慢性疾病：注意高血压和糖尿病患者要计入两周患病，其他慢性病如果在前两周内发作或治疗也要计入两周患病。

2. 略。

3. 患的是什么病或伤：这一项要填疾病名称，如果被调查对象曾就医，填写医生的诊断结果，如果自己不清楚所患疾病，则填"0"。

4. 略。

5. 本次病伤在调查前2周内持续了多少天：指在调查前14天内的持续天数，所以最多不能超过14天。如果同时患两种或以上的疾病，可根据各病的轻重，将天数恰当分配，使各病持续天数相加不超过14天。

6. 调查前2周内，因本次病伤，休工了多少天：指在调查前两周内，工作人员因该病伤没有去工作的天数，最多不超过14天。没有休工填"0"。

7. 调查前2周内，因本次病伤，休学了多少天：指在调查前两周内，学生因该病伤没有去上学的天数，最多不超过14天。没有休学填"0"。

8. 您患病后，是否进行了治疗（包括自我医疗）：指被调查者两周患病时采取的医疗手段，包括就医和自我处理（服药、包扎、理疗等）。如果选择2)否 则继续填写未治疗原因的问题，如果选择1)是 则跳问10题。

9. 未治疗的最主要的原因：问题选项要求单选，因此要选择1项主要的原因。此后表2C调查结束，开始询问表2D问题。

10. 如您进行了治疗，采用什么方式：1）纯自我医疗指未去医疗单位就诊治疗，但采取了自服药物、伤口处理或一些辅助疗法如推拿按摩等。2）找医生看病治疗指到各级医疗单位找医生看病。3）自我医疗并就医指两者都有。答1者表2C调查结束，开始询问表2D问题。

11. 您在哪里看病：询问在哪一类医疗机构就医，如在不同的医疗卫生单位看过病，选择次数最多的一个。调查员根据被调查人回答的医院名称，作出归类判断，填写相应选项。

12. 选择上述单位最主要原因：问题选项要求单选，因此要选择1项最主要的原因。

13. 看病后，是否有根据医生的处方在非就诊医院药店（房）配药的情况：指医生根据病人的病情开具了处方，但是病人未在就诊的机构取药，而是按医生的处方到别处买药或接受治疗。

表2D 调查前一年住院治疗情况

结束两周患病调查后，需要重新询问全体家庭成员中，在调查前一年曾经因病住院的家庭成员情况。如果同一个家庭成员因不同原因多次住院，则需要分别询问并填写多列，每列都要填写该家庭成员的固定编号。儿童由家长代答。

1～3. 略。

4. 调查前一年内，因这种病伤住过几次医院：询问因同一种原因住院的次数。

5～6. 询问最近一次住院情况。

表 2E　调查前一年家庭病床治疗情况

家庭病床是指医院或社区卫生服务机构为一些特殊情况的患者建立家庭病床，在家中提供的医疗保健服务。结束一年住院情况调查后，需要重新询问全体家庭成员中，在调查前一年曾经因病住家庭病床的家庭成员情况。如果同一个家庭成员因不同疾病多次住家庭病床，则需要分别询问并填写多列，每列都要填写该家庭成员的固定编号。

1～4. 略。

5. 询问最近一次住家庭病床情况。

【第三部分　18岁及以上成年人调查表】

表 3A　基本情况

1. 您的婚姻状况？1）未婚指调查时间前从未接过婚的人。2）已婚指目前有配偶。3）离婚指因各种原因，夫妻双方已解除婚姻关系，并且未再婚。4）丧偶指配偶去世未再婚。

2. 您的文化程度：是指调查时本人取得的最高学历或现有文化水平所相当的学历，毕业生、肄业生和在校生均可填写相应学历水平。文盲指不识字，不能阅读通俗书报，不能写便条的人。

3. 您主要从事的职业：1）机关事业单位管理者指在党政机关和事业单位具有行政管理职权的领导干部，一般包括司局级单位的处级、处级单位的科级及以上行政级别干部。2）大中型企业高中层管理人员指非业主身份的，大中型企业的经营管理人员。3）私营企业主指拥有一定数量的私人资本或固定资产并进行投资以获取利润的人,一般包括所有雇工在 8 人以上的私营企业的业主。4) 专业技术人员指专门从事各种专业性工作和科学技术工作的人员。5) 办事人员指协助部门负责人处理日常行政事务的专职办公人员,包括科级以下公务员、企事业单位的一般管理人员和非专业性办事人员等。6) 个体工商户指拥有较少量私人资本投入生产、流通、服务业等经营活动和金融债券市场而且以此为生的人。7) 商业服务业员工:指在商业和服务行业中从事非专业性的、非体力的或体力劳动的人员。8) 工人指在第二产业(制造业、建筑业等)中从事体力、半体力劳动的生产工人及相关人员。9) 学生指调查时为在校学生的人员(不包括在职教育的学生)。10) 离退休人员:指已经离休和退休的干部、职工和依靠领取退休金生活的人员。11) 无业人员指无固定职业的人群,其来源包括:因就业机会不足长期待业的青年劳动力、因残障或长期卧病不能就业的人等。

表 3B 健康影响因素

1. 您是否吸烟:1) 不吸烟指从不吸烟或累计吸烟量未达 100 支者,此后跳问 5 题。2) 吸烟指累计吸烟达到 100 支,并且现在还在吸者。3) 已戒烟指累计吸烟曾经达 100 支,但现在已经不再吸烟者,此后跳问 4 题。

2~3. 略。

4. 您戒烟多少年:指已戒烟者,这次戒烟从开始到现在持续多少年。不足 1 年填 0,满 1 年不足 2 年填 1,依此类推。

5. 您平时饮酒吗:1) 不饮或很少饮指平时不饮酒,偶尔聚会时少量饮(此后跳问 8 题)。2) 偶尔饮指每个星期饮酒的次数不足 3 次,没有形成习惯(此后跳问 8 题)。3) 经常饮酒指每星期饮酒至少三次,已形成饮酒习惯者。

6. 您饮酒多少年了:指开始饮酒到现在持续的年数。不足 1 年填 0,满 1 年不足 2 年填 1,依此类推。

7. 平均一个月有几次大量饮酒:指一次饮酒超过相当于 3

两 50 度白酒的量。饮各种酒类需要折合白酒量，折算式按一斤啤酒相当于 50 度白酒一两，三两红酒相当于一两白酒。

8. 半年来，您业余时间最经常的体育锻炼或健身活动是什么：指有意识地为强体健身而进行的活动，为单选题。如果参加多项活动选择最经常参加的，如果每种活动锻炼时间相等，选择运动量大的体育锻炼活动。

9. 您平均每周锻炼几次（次）：如一天内进行数次锻炼，每次锻炼间隔时间超过 1 小时，则按照实际锻炼次数计算。例如调查对象早上跑步，晚上打保龄球，则以两次计算。

10. 略。

11. 您每天静坐（包括工作、业余）累计有多少小时：包括学习、工作或业余时间看电视、坐在电脑前等情况的每天累计时间。

表 3C 饮食情况

1. 略。

2. 与一般人比，您吃饭菜的咸淡口味如何：根据被调查对象平日与其他人如同事、亲戚或朋友的口味比较后的主观感受填写。

3. 您平均每天吃多少新鲜蔬菜：新鲜的蔬菜指各类未经过特殊加工（如腌/晒/泡制等）的蔬菜。

4. 您平均每天吃多少新鲜水果：新鲜的水果指各类未经过特殊加工（如晒/泡制等）的水果。

5. 您平均每天吃乳及乳制品多少：乳类及乳制品包括牛奶、羊奶、酸奶、奶酪及奶粉等纯乳类制品。根据调查对象的描述进行换算，如调查对象说每周吃 3～4 袋 250ml 左右的牛奶，则应归为平均每日不足 250ml。

6. 您平时吃腌熏的肉、蛋制品吗：腌熏食品包括各类烤制、酱制、熏制、腊制、盐腌制的肉、家禽及蔬菜制品，如熏火腿、腊肉等。

表 3D 自我保健情况

此表内容是了解被调查人自我保健情况,其他人不能代答,因此,如果不能访问本人,就不能调查此项,代答者跳问表 4A。

1~4. 略。

5. 您是否经常主动地获取一些保健知识:强调经常和主动。

6. 有关卫生保健方面的知识您主要从哪里获得:根据被调查人自述,如多于 3 项,则选择使用次数最多的 3 种途径。

表 3E 基本健康知识

此表内容是了解被调查人的基本健康知识水平,其他人不能代答,因此,如果不能访问本人,就不能调查此项,代答者跳问表 4A。

1~5. 略。

6. 您知道高血压与哪些危险因素有关吗:高血压的危险因素有遗传、肥胖、高盐饮食、过量饮酒、吸烟、精神紧张、缺乏锻炼、微量元素缺乏等,答对其中 3 项就算回答正确,不足 3 项则为回答错误。

7. 略。

8. 您知道糖尿病有哪些常见症状吗:糖尿病典型症状是"三多一少",即多饮、多食、多尿及体重下降。答对其中 3 个就算正确。

9~10. 略。

表 3F 社区卫生服务中心/站知晓与利用

此表内容是了解被调查人对社区卫生服务机构的知晓与利用情况,其他人不能代答,因此,如果不能访问本人,就不能调查此项,代答者跳问表 4A。

1. 您经常就诊的医疗机构:答社区卫生服务中心或社区卫生服务站,即 1) 或 2) 者跳问 4 题。

2~4. 略。

5. 您到那里去的目的：如果多于 4 项，则选择发生次数最多的 4 项。

【第四部分　特殊人群调查表】

表 4A　60 岁及以上老年人情况调查

1. 略。

2～10. 各项关于老年人生活情况与质量的调查，均根据老年人自身感受程度填写。

11. 您的社会关系情况：在家庭关系、亲友关系和邻居关系中，"很差"是相互之间矛盾冲突大，"无来往"是完全不来往，并无冲突矛盾。

表 4B　50 岁以下已婚妇女情况调查

1～10. 略。

表 4C　3 岁以下儿童情况调查

1. 略。

2. 您的孩子是否参加系统儿童保健管理：指按照卫生行政部门和儿童保健专业机构规定进行的系统儿童保健管理。

3. 略。

4. 您知道婴儿应该添加辅食的月龄是：辅食指谷类或米粉类泥糊状食物。

5. 略。

6. 您的孩子有下列哪些饮食习惯与行为：此题可多选。1) 无不良饮食习惯。2) 挑食、偏食：挑食即某类的所有食物都不吃，如所有蔬菜，或某类食物的大部分都吃，但少数不吃，如芹菜、萝卜等；而偏食表现为过度偏爱某一类食物。3) 多零食表现为儿童贪吃零食，经常出现以零食代替主食的现象。4) 贪食指儿童存在不可抗拒的摄食欲望，可表现为在短时间内一次进食大量食物，多为发作性。5) 边吃边玩或看电视。

7. 您从孩子几个月开始清洁孩子的牙齿：清洁孩子牙齿指家长自孩子乳牙开始萌出，吃过奶或食物后用棉球或纱布擦洗口腔牙面，以及协助并督促有能力的儿童刷牙。

8. 您的孩子每日户外平均活动几小时：指儿童在室外活动的时间，不包括在交通工具中等类似的情况，以小时计，不足1小时填"0"，1小时以上不满2小时填"1"，依此类推。

9~12. 略。

表 4D　3~6岁学龄前儿童情况调查

1~6. 略。

7. 您的孩子平均每日看电视累计多少小时：不足1小时填"0"，1小时以上不满2小时填"1"，依此类推。

8~9. 略。

10. 您的孩子曾有过意外伤害吗：根据世界卫生组织的定义，意外伤害是指突然发生的事件对人体所造成的损伤，包括各种物理、化学和生物因素，如交通伤、刀或锐器伤、硬物击伤、跌伤、碰伤、烧烫伤、爆炸伤、溺水、触电、动物咬伤、中毒和骨头卡喉等。

意外伤害的判断标准　凡有以下情况之一者判断为伤害：到医院或校医室处理；由家长或老师处理；因伤缺课半天以上。

11~12. 略。

表 4E　7~17岁学龄期未成年人情况调查

1~4.　略。

5. 您的孩子平均每日看电视和接触电脑几小时：不足1小时填"0"，1小时以上不满2小时填"1"，依此类推。

6. 略。

7. 您的孩子有过下列表现吗：此题为可多选。1）多动是表现为与年龄不相称的注意力不集中，不分场合的过度活动，情绪冲动明显影响生活、学习者。2）抽动是由于基底神经根结构和功能存在异常等因素引起的快速、不自主的单一或复合肌群收缩。主要表现为交替出现的眨眼、摇头、抽鼻、清嗓子、扭脖子、咧嘴、耸肩、甩胳膊、踢腿等，甚至全身抽搐。感冒、精神紧张时可使症状加重，严重可引发精神异常、强迫症等，使行为紊乱，严重干扰正常学习。3）强迫可表现为多种形式：强迫观念是不由自主地反复出现的概念、思想表象或冲动，如刚写完的作业担心没写对，写过的字担心没写，反复检查，使作业速度大大减慢，或刚锁好门就怀疑自己是否锁好；强迫洗涤如反复洗手，洗脸，刷牙等；或表现为强迫意向，即出现一种克制不住、与意愿相反的意向冲动，如走到高处往下跳的冲动，以致患者十分紧张害怕哪一次控制不住会发生意外；又如强迫仪式，即动作行为上有一套先后次序的动作，重复做这一系列动作或重复的次数常与自己或家人的好坏联系在一起，直到自己认为觉得可以了、适合了才停止。4）攻击表现为青少年对事物往往做出爆发性反应，稍不如意就火冒三丈；心境反复无常，易于爆发激情；行为无计划，不可预测；行为爆发时不可遏制，不考虑后果；易与他人发生冲突和争吵；不能维持任何没有即刻奖励的行为。表现在行动上则是殴打他人、相互殴打、逃学、偷窃、令人难以想象的恶作剧等。5）交往障碍表现为过分以自我为中心，不能理解他人，产生自卑、自大、嫉妒、敌对等不良心态；对人际交往具有顽固的非理性认识与不合理信念，不能合理地处理人际关系；认识偏激极端，轻易不赞同他人意见，很难与人沟通交流，常为一些无谓琐事与人发生争吵；在与人交往中，情绪忽冷忽热，复杂多变，让他人无所适从。6）学习障碍是指智力正常的儿童，看上去聪明，但是在听、说、读、写、算等能力的获得与运用上出现困难，并因为这些能力的落后导致了学习上的失败。它的主要表现是注意力不够集中，反应迟钝，写字困难，看一笔写一笔，写字常多一画、少一笔，部首张冠李戴、左右颠倒，作业拖拉，空间感差，对数学应用题理解困难，读书多字漏字、速度很慢等症状。7）退缩行为是指儿童少年在特殊原因的情况下所表现的胆小、害怕、孤独、退缩，不愿到陌生环境中去，也不愿与其他人交往，常一人独处而无精神异常的一种心理、行为障碍。8）自闭倾向主要表现为不与别人交往和建立正常的社会关系，沉浸在自己的世界里，无法用语言、表情、动作与别人甚至自己的父母进行沟通交流。如果有专业医生的诊断结果，直接填写选项，如果无专业诊断，调查人员要根据家长对孩子情况的描述进行判断后，做出选项。

8~9. 由家长根据对孩子的了解感受作出判断。

10. 您知道男孩和女孩的青春期标志吗：根据家长的回答做出判断，正确答案是男孩出现喉结、女孩月经来潮。

11. 略。

Q、调查真实性判断

在离开被调查住户后，根据调查过程，调查员对每个被调查对象的回答情况分别作出总体判断，填写相应选项。

服务对象满意度调查（调查儿童时家长代答）

社区卫生服务中心代码

☐☐☐☐☐☐☐☐

个人编码：☐☐☐

1. 性别： 1） 男 2） 女 ☐
2. 出生日期：_____年_____月 ☐☐☐☐/☐☐
3. 文化程度：（调查儿童时回答家长情况） ☐
1） 文盲 2） 小学 3） 初中 4） 高中技校 5） 中专
6） 大专 7） 大学及以上
4. 职业：（调查儿童时回答家长情况） ☐☐
1） 机关事业单位管理者 2） 大中型企业高中层管理人员
3） 私营企业主 4） 专业技术人员 5） 办事人员
6） 个体工商户 7） 商业服务业员工 8） 工人
9） 学生 10） 离退休人员 11） 无业人员
5. 医疗费支付方式：（可多选，最多3项） ☐☐☐
1） 自费 2） 公费医疗 3） 职工基本医疗保险
4） 大病统筹医疗保险 5） 劳保医疗 6） 低保医疗救助
7） 商业保险 8） 其他_____
6. 接受该中心卫生服务的项目是：（可多选，最多3项）

☐☐☐

1） 看病 2） 开药 3） 慢性病随访 4） 咨询 5） 针灸、理疗 6） 预防接种 7） 儿童查体 8） 孕妇查体 9） 其他
7. 您到这里，步行大约需要____分钟 ☐☐
8. 您觉得到这里来方便吗? ☐
1） 很方便 2） 方便 3） 一般 4） 不方便 5） 很不方便
9. 您这次来该中心看病（或接受其他服务）共花费的时间大约为____分钟 ☐☐

9.1 其中您在这里等候服务的时间大约为____分钟 □□
9.2 其中您在这里接受诊疗（或其他服务）的时间大约
为____分钟 □□

10. 您对等候时间满意吗？ □
1）很满意　2）比较满意　3）一般　4）不太满意
5）很不满意

11. 您对医务人员为您服务的时间满意吗？ □
1）很满意　2）比较满意　3）一般　4）不太满意
5）很不满意

12. 您对这里的服务环境和设施（包括厕所）满意吗？ □
1）很满意　2）比较满意　3）一般　4）不太满意
5）很不满意

13. 您对这里服务流程的方便、合理性满意吗？ □
1）很满意　2）比较满意　3）一般　4）不太满意
5）很不满意

14. 您对医务人员在接待和交谈时的服务态度满意吗？ □
1）很满意　2）比较满意　3）一般　4）不太满意
5）很不满意

15. 您对医务人员提供服务时，对个人隐私的尊重程度满意
吗？ □
1）很满意　2）比较满意　3）一般　4）不太满意
5）很不满意

16. 您对医务人员提供服务时的解释、交流满意吗？ □
1）很满意　2）比较满意　3）一般　4）不太满意
5）很不满意

17. 您对这里医务人员的技术水平满意吗？ □
1）很满意　2）比较满意　3）一般　4）不太满意
5）很不满意

18. 您觉得在这里接受医疗卫生服务安全吗？ □

1）很安全　2）比较安全　3）一般　4）不安全
5）很不安全

19. 您认为这里的收费价格合理吗？　　　　　　□
1）很合理　2）比较合理　3）一般　4）不太合理
5）很不合理

20. 您对本次卫生服务的费用满意吗？　　　　　□
1）很满意　2）比较满意　3）一般　4）不太满意
5）很不满意

21. 您知道如何查询卫生服务费用吗？　　　　　□
1）知道　2）不知道（答2跳问23题）

22. 您认为在这里查询服务费用方便吗？　　　　□
0）没查过　1）很方便　2）比较方便　3）一般
4）不太方便　5）很不方便

总体评价与建议

23. 您对该中心的卫生服务结果满意吗？　　　　□
1）很满意　2）比较满意　3）一般　4）不太满意
5）很不满意

24. 您知道当对服务不满意时，如何进行投诉吗？□
1）知道　2）不知道（答2跳问26题）

25. 您认为对服务不满意时，进行投诉方便吗？　□
0）没投诉过　1）很方便　2）比较方便　3）一般
4）不太方便　5）很不方便

26. 您对这里提供的服务最不满意的是什么？（可多选，最多3项）　　　　　　　　　　　　　　　□□□
1）无　2）服务态度差　3）技术水平低　4）设备环境差
5）做不必要检查或开不需要药品　6）收费不合理
7）服务费用高　8）不能赊账　9）服务手续烦琐
10）等候时间过长　11）来这里不方便　12）其他_____

27. 您对这里进一步改进工作的建议是
_____

28. 服务对象组别为 □
1）医疗 2）计划免疫 3）慢性病管理 4）儿童保健管理 5）孕妇保健管理 6）低保特困人群 7）残疾人 8）其他

29. 调查员对被调查者回答情况的总体判断： □
1）真实 2）基本真实 3）有一定出入 4）出入较大

调查人签字_____   调查日期：□□□□年□□月□□

社区卫生服务中心情况调查表

第一部分 社区概况

机构名称：_____
辖区名称：_____

表1A 所在社区一般情况

统计项目	数据	统计项目	数据
1. 辖区面积（km^2）		6. 辖区残疾人数（人）	
2. 辖区居委会数（个）		6.1 其中精神残疾（人）	
3. 辖区家庭户数（户）		7. 辖区低保特困户数（户）	
4. 辖区户籍人口数（人）		8. 辖区低保特困人口数（人）	
5. 辖区暂住人口数（人）		9. 辖区人均国内生产总值（GDP）	

表1B 辖区内各级各类医疗卫生机构一般情况

序号	机构名称	举办性质*	级别	机构类别	专科特色	据本中心距离（公里）	床位数	卫技人员总数
1								
2								
3								
4								
5								
6								
7								
8								
9								
10								

＊举办性质按照机构经营执照填写

第二部分　中心概况

表 2A　社区卫生服务中心一般情况

统计项目	数据	统计项目	数据
1. 建筑面积（m^2）		5. 在岗职工总数	
2. 业务用房面积（m^2）		5.1. 其中：临时聘用卫生技术人员数	
3. 核定床位（张）		6. 固定资产总值（万元）	
4. 开放床位（张）		6.1 其中：5000 元以上专业设备（台/万元）	

表 2B　下设社区卫生服务站一般情况

序号	社区卫生服务站名称	用房面积（m^2）	设备总值（万元）	房屋来源			卫生技术人员数			
				政府	自购	租用	医生	护士	其他	合计
1										
2										
3										
4										
5										
6										
7										
8										
9										
10										
11										
12										

第三部分　中心科室设置与人员情况

表3A　科室设置及其人员分布

	科室设置*	人员分布							外聘卫生技术人员	在册其他人员	合计
		在册卫生技术人员									
		小计	执业医师	执业助理医师	注册护士	药剂人员	检验人员	其他			
1. 总计											
2. 临床科室小计											
2.1 门诊科室											
2.1.1 全科诊室											
2.1.2 中医诊室											
2.1.3 康复治疗室											
2.1.4 注射室											
2.1.5 预检分诊室（台）											
2.1.6 抢救室											
2.1.7											
2.1.8											
2.2 病房											
2.3 辅助科室											
2.3.1											
2.3.2											
2.3.3											
2.3.4											

续表

	科室设置*	人员分布							外聘卫生技术人员	在册其他人员	合计
		在册卫生技术人员									
		小计	执业医师	执业助理医师	注册护士	药剂人员	检验人员	其他			
3. 预防保健科室小计											
3.1 计划免疫科											
3.2 儿童保健科											
3.3 妇女保健科											
3.4 慢病管理科											
3.5 其他科室											
3.5.1											
3.5.2											
4. 管理科室											
4.1 其中信息科											
5. 后勤科室											

* 科室设置：1有，0无

表 3B 各类技术人员基本特征分布

	在册卫生技术人员							在册其他技术人员	外聘卫生技术人员	合计
	小计	执业医师	执业助理医师	注册护士	药剂人员	检验人员	其他			
总计										
按年龄分										
25岁以下										
25～34岁										
35～44岁										
45～54岁										
55～59岁										
60岁及以上										
按学历分										
博士										
硕士										
学士/大学本科										
大专										
中专										
按所学专业分										
临床医学										
公共卫生										
口腔										
中医										
护理										

续表

	在册卫生技术人员							在册其他技术人员	外聘卫生技术人员	合计
	小计	执业医师	执业助理医师	注册护士	药剂人员	检验人员	其他			
药学										
其他										
按专业技术职务分										
正高										
副高										
中级										
初级/师										
初级/士										
未定级										
临床医生取得全科医师岗位培训合格证的人数____人										
临床医生取得全科医学专业技术资格（即全科职称）人数____人，其中：高级____人										
临床医生执业范围注册为全科医疗专业的人数____人										

第四部分 公共卫生服务供给情况（____年度）

表4A 辖区各类人群健康管理情况

管理人群	辖区人数	健康档案建立数	管理人数
1 全人群			
2 60岁及以上老年人			
3 精神病人			
4 残疾人			
5 低保特困人群			

表4B 传染病防制情况

表4B.1 急性传染病防制管理（前5位和其他）

	病种	发病人数	流调与访视人数		病种	发病人数	流调与访视人数
1				4			
2				5			
3				6	其他		

表4B.2 结核病防治管理

发病人数____ 督导化疗人数____ 转诊人数____

表4B.3 计划免疫工作开展情况

	户籍人口				非户籍人口		
	儿童建卡数	接种人数		接种人次	建卡人数	接种人数	接种人次
		小计	规范接种				
合 计							
"五苗"接种							
流脑							
乙脑疫苗							
其他1 ___							
其他2 ___							

接种异常反应人数____
人群抗体水平监测人数____ 人群抗体水平监测人次____

表 4B.4 预防接种工作开展情况

	户籍人口			非户籍人口		
	登记人数	接种人数	接种人次	登记人数	接种人数	接种人次
强化免疫接种						
应急接种						
计划外预防接种						

表 4C 辖区慢性病管理情况

管理病种	病人数	健康档案建立数	专案建立数	管理人数	控制满意人数
高血压					
糖尿病					
其他慢性病					

表 4D 健康教育项目开展情况

教育项目	开展情况（数量）	项目主题（个）	受益人次
电教宣传			—
健康教育专栏（个）			—
健康教育处方与材料（份）			—
健康教育讲座（次）			
重点场所健康教育指导（次）			—
各种卫生宣传日社会宣传（次）			—
健康教育咨询（人次）			—
其他健康教育活动			—

注：电教宣传栏：已开展填1，未开展填0

表4E 妇女儿童保健

表4E.1 新生儿保健管理情况

新生儿数____新生儿访视人数____

新生儿访视人次____出生缺陷儿数____

表4E.2 7岁以下儿童保健管理情况

年龄	儿童数	系统管理人数	儿童常见病检出人数			
			营养性贫血	缺钙性佝偻病	单纯性肥胖	其他疾病
1岁以内						
1~3岁						
4~6岁						
合计						

表4E.3 孕妇孕期保健系统管理情况

统计项目		数据	统计项目	数据
妊娠妇女数			产妇人数	
早孕建卡数			产后访视人数	
孕期管理数			产后访视人次	
高危妊娠人数			孕产妇死亡人数	
孕妇常见病检出人数	妊娠高血压		围产儿死亡人数	
	妊娠糖尿病			
	妊娠贫血			
	其他疾病			

表4E.4 计划生育技术服务提供情况

项目	服务人次数	项目	服务人次数
计划生育手术总计			
其中：输卵（精）管结扎手术		其中：人工流产术	
输卵（精）管复通手术		妇女放环术、取环术	

第五部分 基本医疗服务供给情况（＿＿年度）

表 5A 医疗服务项目工作量

科 别	诊疗人次	指 标	诊疗人次
1. 门急诊合计		5. 实际开放总床日数	
1.1 其中全科		6. 实际占用总床日数	
1.2 其中医保人次		7. 实际病床使用率％	
2. 健康检查人数		8. 出院者平均住院日	
3. 日间病床（观察室）		9. 家庭病床人次	
4. 出院人数		9.1 其中医保人次	
4.1 其中医保人次		10. 家庭诊疗人次	

表 5B 医疗服务项目费用情况

费用项目	金额（元）	费用项目	金额（元）
1. 门诊人次均费用（元）		3. 家庭病床人次均费用（元）	
1.1 其中药品费用（元）		3.1 其中药品费用（元）	
2. 住院人日均费用（元）			
2.1 其中药品费用（元）			

表 5C 门诊及住院前 10 位病种

1. 门诊就诊病种前 10 种顺位			2. 住院病种前 10 种顺位			3. 家庭病床病种前 10 种顺位		
序号	病种	就诊人次	序号	病种	住院人次	序号	病种	服务人次
1			1			1		
2			2			2		
3			3			3		
4			4			4		
5			5			5		
6			6			6		
7			7			7		
8			8			8		
9			9			9		
10			10			10		
	其他			其他			其他	

第六部分 财务收入与支出情况（____年度）

表 6A.1 社区卫生服务中心总收入

项目	金额（万元）	项目	金额（万元）
1. 财政经常性补助		3. 年业务收入	
2. 财政专项补助		合 计	
2.1 其中：公共卫生服务			

表 6A.2 社区卫生服务中心业务收入情况

项目	金额（万元）	项目	金额（万元）
3.1 门诊业务收入		3.3 住院业务收入	
其中：药品收入		其中：药品收入	
3.2 家庭病床收入		3.4 其他收入	
其中：药品收入			

表 6B 社区卫生服务中心支出情况

支出项目	金额（万元）
1. 人员经费支出	
1.1 其中：离退休人员工资	
1.2 其中：社会保障支出	
2. 业务支出	
其中：药品支出	
3. 公务支出	
4. 房屋支出（房屋修缮和房租）	
5. 设备支出（包括购买和维修）	
6. 人员培训支出	
7. 其他支出	
合 计	

数据核对人（签名）：____社区卫生服务中心主任（签名）：____

填表日期：____年___月___日

附件二 民族编码

代码	民族	代码	民族
01	汉族	30	土族
02	蒙古族	31	达斡尔族
03	回族	32	仫佬族
04	藏族	33	羌族
05	维吾尔族	34	布朗族
06	苗族	35	撒拉族
07	彝族	36	毛南族
08	壮族	37	仡佬族
09	布依族	38	锡伯族
10	朝鲜族	39	阿昌族
11	满族	40	普米族
12	侗族	41	塔吉克族
13	瑶族	42	怒族
14	白族	43	乌孜别克族
15	土家族	44	俄罗斯族
16	哈尼族	45	鄂温克族
17	哈萨克族	46	德昂族（崩龙族）
18	傣族	47	保安族
19	黎族	48	裕固族
20	傈僳族	49	京族
21	佤族	50	塔塔尔族
22	畲族	51	独龙族

续表

代码	民族	代码	民族
23	高山族	52	鄂伦春族
24	拉祜族	53	赫哲族
25	水族	54	门巴族
26	东乡族	55	珞巴族
27	纳西族	56	基诺族
28	景颇族	97	其他
29	柯尔克孜族	99	外国血统中国籍

附件三　社区居民常见疾病编码

类序	ICD-10 编码	疾病类别与名称	
A	A00.9	传染性疾病	霍乱
	A01.0		伤寒
	A01.4		副伤寒
	A02.0		沙门菌肠道感染
	A02.9		沙门菌感染
	A03.9		痢疾（细菌性）
	A04.9		肠道感染
	A05.9		细菌性食物中毒
	A06.0		肠道阿米巴病
	A06.7		皮肤阿米巴病
	A16.2		肺结核
	A16.5		结核性胸膜炎
	A16.5		结核性胸腔积液
	A16.9		结核病
	A27.9		钩端螺旋体病
	A33		新生儿破伤风
	A34		产妇破伤风
	A35		破伤风
	A41.9		败血症
	A49.9		菌血症
	A50.9		先天性梅毒
	A51.9		一期梅毒

续表

类序	ICD-10 编码		疾病类别与名称
	A52.9		晚期梅毒
	A54.0		淋球菌性阴道炎
	A54.9		淋病
	A63.0		尖锐湿疣
	A64		性传播疾病
	A83.0		流行性乙型脑炎
	A86		病毒性脑炎
	A87.9		病毒性脑膜炎
	A98.5+	N08.0*	流行性出血热
B	B02.9		带状疱疹
	B05.9		麻疹
	B15.9		甲型病毒性肝炎
	B16.9		乙型病毒性肝炎
	B17.1		丙型病毒性肝炎
	B17.2		戊型病毒性肝炎
	B18.9		慢性病毒性肝炎
	B18.9		慢性迁延性病毒性肝炎
	B24		艾滋病
	B26.9		流行性腮腺炎
	B30.9		流行性结膜炎
	B37.0		鹅口疮
	B37.3		霉菌性阴道炎
	B49		真菌感染

续表

类序	ICD-10 编码		疾病类别与名称
	B54		疟疾
	B65.9		血吸虫病
	B90.9		陈旧性肺结核
	B91		脊髓灰质炎后遗症
C	C11.9	恶性肿瘤	鼻咽癌
	C15.9		食管癌
	C16.9		胃癌
	C18.9		结肠癌
	C20		直肠癌
	C22.9		肝癌
	C23		胆囊癌
	C25.9		胰腺癌
	C32.9		喉癌
	C34.9		肺癌
	C44.9		皮肤癌
	C50.9		乳腺癌
	C53.9		子宫颈癌
	C55		子宫癌
	C56		卵巢癌
	C57.0		输卵管癌
	C61		前列腺癌
	C64		肾癌
	C67.9		膀胱癌

续表

类序	ICD-10 编码		疾病类别与名称	
	C81.9			霍奇金病
	C85.9			恶性淋巴瘤
	C85.9			淋巴瘤
	C90.0			多发性骨髓瘤
	C92.0			急性粒细胞性白血病
	C92.1			慢性粒细胞性白血病
	C95.9			白血病
D	D26.9		良性肿瘤	子宫良性肿瘤
	D33.0			脑良性肿瘤
	D50.0		血液系统疾病	失血性贫血
	D50.9			缺铁性贫血
	D53.9			营养性贫血
	D58.9			溶血性贫血
	D61.9			再生障碍性贫血
	D64.9			贫血
	D69.0			过敏性紫癜
	D69.4			血小板减少性紫癜
E	E03.9		内分泌代谢性疾病	甲状腺功能减退
	E04.9			结节性甲状腺肿
	E05.9			甲状腺功能亢进
	E10.9			1型糖尿病
	E11.9			2型糖尿病

续表

类序	ICD-10 编码	疾病类别与名称	
	E14.9		糖尿病
	E16.8		代谢综合征
	E46		营养不良
	E78.5		高脂血症
	E78.9		脂质代谢异常
	E83.3		维生素 D 缺乏性佝偻病
F	F03	精神神经系统疾病	老年性痴呆
	F20.9		精神分裂症
	F32.9		抑郁症
	F41.4		焦虑症
	F44.9		癔病
	F44.9		癔症
	F45.2		疑病症
	F45.3		肠激惹综合征
	F48.0		神经衰弱
	F51.0		失眠症
G	G03.9		脑膜炎
	G20		帕金森病
	G40.9		癫痫
	G43.9		偏头痛
	G44.1		神经性头痛
	G44.1		血管神经性头痛

续表

类序	ICD-10 编码		疾病类别与名称
	G44.1		血管性头痛
	G45.0		椎基底动脉供血不足
	G45.9		短暂性脑缺血
	G47.0		失眠
	G47.3		睡眠呼吸暂停综合征
	G50.0		三叉神经痛
	G51.0		面神经麻痹
	G62.9		急性感染性多发性神经炎
	G81.9		偏瘫
	G93.1		肺性脑病
H	H10.3	眼科疾病	急性结膜炎
	H10.4		慢性结膜炎
	H25.9		老年性白内障
	H26.2		青光眼性白内障
	H35.0		高血压性视网膜病
	H35.6		眼底出血
	H35.9		眼底病变
	H40.0		眼压过高
	H40.1		开角型青光眼
	H40.2		闭角型青光眼
	H40.9		青光眼
	H44.1		感染性眼病
	H60.9	耳科疾病	外耳道炎

续表

类序	ICD-10 编码	疾病类别与名称	
	H66.4		化脓性中耳炎
	H66.9		中耳炎
	H81.4		中枢性眩晕
	H90.5		感觉神经性耳聋
	H91.1		老年性耳聋
	H91.9		耳聋
	H93.1		耳鸣
I	I00	心血管疾病	风湿热
	I05.1		风湿性二尖瓣关闭不全
	I05.2		二尖瓣狭窄关闭不全
	I06.1		风湿性主动脉瓣关闭不全
	I06.2		风湿性主动脉瓣狭窄伴关闭不全
	I07.0		风湿性三尖瓣狭窄
	I08.9		风湿性联合瓣膜病
	I09.9		慢性风湿性心脏病
	I10		高血压
	I11.9		高血压性心脏病
	I12.0		高血压性肾衰竭
	I12.9		高血压性肾脏病
	I12.9		肾小动脉硬化
	I15.1		肾性高血压
	I20.0		不稳定性心绞痛

续表

类序	ICD-10编码		疾病类别与名称
	I20.8		劳力型心绞痛
	I20.9		心绞痛
	I21.0		急性前壁心肌梗死
	I21.1		急性膈面心肌梗死
	I21.2		急性侧壁心肌梗死
	I21.2		急性前壁下壁心肌梗死
	I21.3		急性心肌梗死
	I21.4		急性心内膜下梗死
	I25.1		冠心病
	I25.2		陈旧性心肌梗死
	I27.9		肺源性心脏病
	I42.9		心肌病
	I45.6		预激综合征
	I46.1		心源性猝死
	I46.9		呼吸心搏骤停
	I48		心房颤动
	I49.9		心律失常
	I50.1		左心衰竭
	I50.9		心力衰竭
	I60.9	脑血管疾病	蛛网膜下腔出血
	I61.9		高血压脑出血
	I61.9		脑出血
	I63.9		多发性脑梗死

续表

类序	ICD-10 编码	疾病类别与名称	
	I63.9		脑梗死
	I63.9		腔隙性脑梗死
	I64		脑血管意外
	I66.9		脑血栓形成
	I67.4		高血压性脑病
	I67.5		烟雾病
	I67.8		急性脑血管病
	I67.8		脑动脉供血不足
	I67.9		脑血管病
	I69.1		脑出血后遗症
	I69.3		脑梗死后遗症
	I70.8	其他循环系统疾病	视网膜动脉硬化
	I83.9		大隐静脉曲张
	I83.9		下肢静脉曲张
	I84.1		混合痔
	I84.2		内痔
	I84.5		外痔
	I85.9		食管胃底静脉曲张
	I88.1		慢性淋巴结炎
	I88.9		淋巴结炎
	I95.9		低血压
J	J00	呼吸系统疾病	病毒性感冒

续表

类序	ICD-10 编码	疾病类别与名称
	J00	胃肠型感冒
	J02.9	咽炎
	J03.9	急性扁桃体炎
	J04.0	急性喉炎
	J04.1	急性气管炎
	J06.0	急性咽喉炎
	J06.9	上呼吸道感染
	J11.1	流行性感冒
	J15.7	支原体性肺炎
	J15.9	细菌性肺炎
	J18.0	支气管肺炎（小叶性肺炎）
	J18.9	非典型肺炎
	J18.9	肺炎
	J20.9	急性支气管炎
	J21.9	喘息性气管炎
	J22	急性下呼吸道感染
	J31.0	鼻炎
	J31.2	慢性咽炎
	J32.9	鼻窦炎
	J35.0	慢性扁桃体炎
	J37.0	慢性咽、喉炎
	J37.0	慢性咽喉炎
	J37.1	慢性喉气管炎

续表

类序	ICD-10 编码		疾病类别与名称	
	J40			支气管炎
	J42			慢性气管炎
	J42			慢性支气管炎
	J43.9			老年性肺气肿
	J44.0			慢性喘息性支气管炎伴肺部感染
	J44.1			慢性喘息性支气管炎急性发作
	J44.8			慢性喘息性支气管炎
	J44.9			慢性阻塞性肺病
	J45.0			过敏性哮喘
	J45.9			支气管哮喘
	J47			支气管扩张
	J93.1			自发性气胸
	J94.8			胸腔积液
	J96.9			呼吸衰竭
	J98.1			肺不张
	J98.4			肺部感染
K	K04.0		口腔疾病	急性牙髓炎
	K05.3			慢性牙周炎
	K12.0			复发性口腔溃疡
	K20		消化系统疾病	食管炎
	K21			反流性食管炎

续表

类序	ICD-10 编码	疾病类别与名称
	K25.9	胃溃疡
	K26.3	急性十二指肠溃疡
	K26.9	十二指肠溃疡
	K27.9	消化性溃疡
	K29.1	急性胃炎
	K29.3	浅表性胃炎
	K29.4	萎缩性胃炎
	K29.5	慢性胃炎
	K35.9	急性阑尾炎
	K36	慢性阑尾炎
	K40.9	腹股沟疝
	K40.9	腹股沟斜疝
	K40.9	腹股沟直疝
	K41.9	股疝
	K50.0	节段性小肠炎
	K50.1	大肠节段性肠炎
	K52.2	小儿腹泻
	K52.9	肠炎
	K52.9	急性肠炎
	K52.9	慢性肠炎
	K56.7	肠梗阻
	K74.6	肝炎后肝硬化
	K74.6	肝硬化

续表

类序	ICD-10 编码	疾病类别与名称	
	K80.1		胆囊炎伴胆石症
	K80.2		胆石症
	K80.5		胆绞痛
	K81.0		急性胆囊炎
	K81.1		慢性胆囊炎
	K82.0		梗阻性黄疸
	K83.0		急性胆管炎
	K85		急性胰腺炎
	K86		慢性胰腺炎
	K92.9		胃肠功能紊乱
L	L08.9	感染性疾病	软组织感染
	L25.9		接触性皮炎
	L30.9		湿疹
	L50.9		荨麻疹
M	M06.3	骨关节疾病	类风湿关节炎
	M10.9		痛风
	M17.9		膝骨关节病
	M19.9		骨关节病
	M19.9		骨关节炎
	M32.9		系统性红斑狼疮
	M35.0		干燥综合征
	M35.9		结缔组织病
	M43.6		落枕

续表

类序	ICD-10 编码			疾病类别与名称	
	M45			强直性脊柱炎	
	M47.8			颈心综合征	
	M47.8			颈椎病	
	M47.9			脊柱骨关节病	
	M48.0			椎管狭窄	
	M48.9			腰椎病	
	M50.2			颈椎间盘脱出	
	M51.2			腰椎间盘脱出	
	M54.5			腰肌劳损	
	M75.0			肩关节周围炎	
	M79.0			风湿病	
	M80.9			骨质疏松症	
	M89.3			骨质增生	
N	N00.9		泌尿系统疾病	急性肾炎	
	N03.9			慢性肾炎	
	N04.9			肾病综合征	
	N05.9			肾小球肾炎	
	N05.9			肾炎	
	N10			急性肾盂肾炎	
	N11.9			慢性肾盂肾炎	
	N12			肾盂肾炎	
	N13.3			肾积水	
	N13.4			输尿管积水	

续表

类序	ICD-10 编码		疾病类别与名称
	N13.5		输尿管狭窄
	N17.9		急性肾功能衰竭
	N18.9		慢性肾功能衰竭
	N19		尿毒症
	N19		肾功能不全
	N20.0		肾结石
	N20.1		输尿管结石
	N20.9		泌尿系结石
	N21.0		膀胱结石
	N23		肾绞痛
	N30.0		急性膀胱炎
	N30.2		慢性膀胱炎
	N30.9		膀胱炎
	N31.9		神经源性膀胱
	N34.2		尿道炎
	N39.0		泌尿道感染
	N39.3		张力性尿失禁
	N40		前列腺增生
	N41.0		急性前列腺炎
	N41.1		慢性前列腺炎
	N41.9		前列腺炎
	N43.3		鞘膜积液
	N45.9		附睾-睾丸炎

续表

类序	ICD-10 编码	疾病类别与名称	
	N60.1	妇科疾病	慢性乳腺炎
	N60.2		乳腺纤维囊性增生
	N60.2		乳腺腺病
	N61		急性乳腺炎
	N62		乳腺增生
	N70.0		急性附件炎
	N70.1		慢性附件炎
	N70.9		卵巢炎
	N70.9		输卵管炎
	N71.0		急性子宫内膜炎
	N71.1		慢性子宫内膜炎
	N72		急性子宫颈炎
	N72		慢性子宫颈炎
	N73.0		女性急性盆腔炎
	N73.1		女性慢性盆腔炎
	N73.3		女性急性盆腔腹膜炎
	N73.4		女性慢性盆腔腹膜炎
	N76.0		阴道炎
	N76.1		慢性阴道炎
	N80.3		子宫腺肌瘤
	N80.8		子宫内膜异位症
	N80.9		子宫内膜异位
	N81.1		阴道脱垂

续表

类序	ICD-10 编码		疾病类别与名称
	N81.2		子宫颈脱垂
	N81.4		子宫脱垂
	N81.4		子宫阴道脱垂
	N92.6		月经失调
	N93.8		功能[障碍]性子宫出血
	N94.6		痛经
	N95.1		更年期综合征
O	O00.9	产科疾病	异位妊娠
	O03.9		自然流产
	O04.9		人工流产
	O04.9		药物流产
	O08.1		流产后延迟出血
	O10.9		妊娠合并高血压
	O12.0		妊娠水肿
	O13		轻度妊娠中毒症
	O13		妊娠高血压综合征
	O14.0		中度妊娠中毒症
	O14.1		重度妊娠中毒症
	O14.9		先兆子痫
	O20.0		先兆流产
	O21.0		妊娠剧吐
	O42.9		胎膜早破
	O48		过期妊娠

续表

类序	ICD-10 编码		疾病类别与名称
	O60		早产
	O62.3		急产
	O66.9		梗阻性分娩
	O72.1		产后出血
	O80.9		正常分娩
	O81.3		产钳分娩
	O82.9		剖宫产
	O83.1		臀位分娩
	O86.4		产后发热
	O86.4		产褥期感染
P	P07.0	新生儿疾病	早产低体重儿
	P07.3		早产儿
	P15.9		产伤
	P20.9		胎儿宫内缺氧
	P21.9		新生儿窒息
	P22.1		新生儿湿肺
	P23.9		新生儿肺炎
	P38		新生儿脐炎
	P39.1		新生儿结膜炎
	P55.9		新生儿溶血症
	P59.3		新生儿母乳性黄疸
	P59.9		新生儿黄疸
	P78.3		新生儿腹泻

续表

类序	ICD-10 编码		疾病类别与名称
	P83.8		新生儿湿疹
Q	Q11.2	先天性疾病	眼发育不全
	Q12.0		先天性白内障
	Q15.0		发育性青光眼
	Q17.9		先天性耳畸形
	Q21.3		法洛四联症
	Q24.0		右位心
	Q24.9		先天性心脏病
	Q36.9		唇裂
	Q37.9		腭裂伴唇裂
	Q43.1		先天性巨结肠
	Q53.9		隐睾
	Q83.1		副乳腺
	Q87.4		马方综合征
	Q89.9		先天性畸形
R	R00.0	常见症状和体征	心动过速
	R00.1		窦性心动过缓
	R02		皮肤坏疽
	R04.0		鼻出血（鼻衄）
	R04.2		咯血
	R06.0		胸闷
	R06.5		打鼾
	R06.6		呃逆

165

续表

类序	ICD-10 编码		疾病类别与名称
	R07.2		心前区疼痛
	R07.4		胸痛
	R09.0		窒息
	R09.1		胸膜炎
	R09.2		多脏器功能衰竭
	R09.2		呼吸骤停
	R10.3		下腹痛
	R10.4		腹痛
	R11		呕吐
	R13		咽下困难
	R15		大便失禁
	R16.0		肝大
	R16.1		脾大
	R16.2		肝脾肿大
	R17		黄疸
	R18		腹水
	R19.0		腹部肿物
	R19.5		大便潜血
	R20.8		肢体麻木
	R21		皮疹
	R25.8		手足徐动症
	R27.0		共济失调
	R31		血尿

续表

类序	ICD-10 编码	疾病类别与名称
	R32	尿失禁
	R33	尿潴留
	R39.2	肾前尿毒症
	R40.0	嗜睡
	R40.2	昏迷
	R40.2	意识丧失
	R42	眩晕
	R43.0	嗅觉丧失
	R44.0	听幻觉
	R44.1	幻视
	R50.9	不明原因发热
	R51	头痛
	R55	晕厥
	R56.0	高热惊厥
	R57.0	心源性休克
	R57.1	失血性休克
	R57.8	感染中毒性休克
	R59.9	淋巴结肿大
	R60.9	水肿
	R63.0	食欲不振
	R63.1	多饮
	R63.2	营养过度
	R68.8	诊断不明疾病

续表

类序	ICD-10 编码		疾病类别与名称
	R70.1		高黏稠血症
	R73.0		糖耐量异常
	R80		蛋白尿
	R82.0		乳糜尿
	R82.3		血红蛋白尿
	R94.3		心电图异常
	R94.4		肾功能异常
	R94.5		肝功能异常
	R94.6		低 T3 综合征
	R96.0		猝死
S	S06.9		颅内损伤
T	T14.2		骨折
	T14.3		扭伤
	T14.3		脱位
	T14.5		血管损伤
	T30.0		烧伤
Z	Z00.1	常用处置	常规儿童健康检查
	Z01.0		眼和视觉的检查
	Z01.1		耳和听觉的检查
	Z01.2		牙科检查
	Z01.4		妇科检查
	Z08.0		恶性肿瘤手术后随诊检查
	Z08.2		恶性肿瘤化疗后检查

续表

类序	ICD-10 编码		疾病类别与名称
	Z08.7		恶性肿瘤联合治疗后随诊检查
	Z09.0		手术后随诊检查
	Z22.4		性病病原携带者
	Z22.5		乙肝病毒携带者
	Z22.6		HIV（人类免疫缺陷病毒）携带者
	Z34.9		妊娠监督
	Z51.1		恶性肿瘤化疗
	Z54.0		外科手术后恢复期
	Z54.1		放射治疗后恢复期
	Z54.2		化学治疗后恢复期
	Z54.7		联合治疗后恢复期

附件四 质量控制参考表格

表1-1 培训对象登记表 (CHD-QC-1)

街道：_____ 负责人签名：_____ 联系电话：_____ 培训地点：_____ 日期：___月___日至___月___日

姓名	性别	年龄	学历	职称	所在单位	从事专业	从事该专业年限	拟承担职责	联系电话

表1-2 居民卫生调查培训质量评价表 (CHD-QC-2)

培训地点：____ 培训时间：__月__日至__月__日

1. 你对这次培训的课程安排是否满意？
1) 很满意 2) 比较满意 3) 一般 4) 不太满意 5) 很不满意

2. 你对这次培训的现场组织的印象如何？
1) 很好 2) 还可以 3) 不太好 4) 一片混乱

就培训的组织实施您有什么好的建议：
_____
_____

3. 这次培训能够使你熟练掌握培训内容吗？
1) 熟练掌握 2) 基本掌握 3) 部分掌握 4) 不能掌握

如果不能或部分内容没有掌握，具体是哪些内容？原因是什么？
_____

4. 这次培训的内容能够帮助你完成规定的现场调查吗？
1) 完全能够 2) 基本能够 3) 不能够

如果不能够，原因是什么？
_____

5. 你认为负责讲授"调查方案介绍"的老师讲课的质量如何？
1) 很好 2) 比较好 3) 一般 4) 不太好 5) 很差

6. 你认为负责讲授"工作程序与调查技巧"的老师讲课的质量如何？
1) 很好 2) 比较好 3) 一般 4) 不太好 5) 很差

7. 你认为负责讲授"问卷"的老师讲课的质量如何？

1) 很好　2) 比较好　3) 一般　4) 不太好　5) 很差

8. 你认为负责讲授"体格测量方法（血压）"的老师讲课的质量如何？

1) 很好　2) 比较好　3) 一般　4) 不太好　5) 很差

9. 你认为负责讲授"体格测量方法（身高、体重、腰臀围）"的老师讲课的质量如何？

1) 很好　2) 比较好　3) 一般　4) 不太好　5) 很差

10. 你认为负责讲授"质量控制"的老师讲课的质量如何？

1) 很好　2) 比较好　3) 一般　4) 不太好　5) 很差

11. 总的来说，你对这次培训是否满意？

1) 很好　2) 比较好　3) 一般　4) 不太好　5) 很差

如果你对培训不满意，请写出具体原因：

_____

_____

注：此表由培训对象填写

　　　　　　　　　　培训质控员签名：_____

表 2-1　社区第一阶段抽样表　（CHD-QC-3）

街道_____　　　　　　联系电话_____

居委会名称	户数	是否样本（√）

抽样负责人：_____

抽样日期：_____年____月____日

表 2-2 社区居委会参会人员登记表 (CHD-QC-4)

街道_____ 会议地点_____ 电话_____

姓 名	单位	职 务	联系电话

注：开始调查前，对抽取的居委会及所在街道的相关人员（指居委会、社区卫生服务中心工作人员）等召开动员会，使其认识到社区卫生调查的重要性，并掌握第二阶段抽样中人口资料的收集方法和预约技术。

负责人：_____

填写日期：___年___月___日

表2-3 社区第二阶段抽样、预约、完成情况记录表 (CHD-QC-5)

街道_____ 居委会_____

序号	随机号	户主姓名	家庭住址	联系电话	预约员	是否已约*	是否置换*	置换后的居民户	完成情况

注：是否已约一栏，如果已预约填"1"，没预约填"0"；是否置换一栏，没有置换填"0"，置换则填原因 ①地址错误、非居民户 ②非常住居民 ③调查期间外出 ④因病无法调查 ⑤拒绝调查 ⑥其他。此表由社区卫生调查预约人员填写。

社区调查负责人：_____

表 3-1 社区调查进度与质量控制记录表 (CHD-QC-6)

街道_____督导员签名_____

检查时间	完成调查份数	检查份数	按进度完成率	合格率	二次调查符合率
合 计					

注：此表由督导员负责填写当天调查完成情况，发现问题及时解决，并把检查情况及时反馈给社区调查负责人。

表3-2 社区复核调查质量控制表（CHD-QC-7）

街道_____居委会_____
问卷编号____原始问卷调查员_____调查时间_____

序号	问卷题号	问 题	与第一次调查符合（打√）	与第一次调查不符填现答案
1	表1-1	调查前半年内，您家共有几口人？		
2	表2A-1	住户成员姓名：		
3	表2B-1	您是否患有高血压？		
4	表3B-1	您是否吸烟？		
5	表3B-5	您平时饮酒吗？		
6	表3D-1	您知道您的身高（多少厘米）吗？		
7	表3D-2	您知道您的体重（多少公斤）吗？		
8	表3D-3	您知道您的血压值是多少吗？	/	/
9	表3F-2	您知道附近有社区卫生服务中心或社区卫生服务站吗？		
10	表3F-3	您到社区卫生服务中心或社区卫生服务站去过吗？		
督导员判断所抽问卷是否合格（8个以上符合为合格）：			① 是 ②否	

注：此项质控发生在调查前期、中期、后期，由督导员在不同阶段对调查问卷抽取2%进行复核（不少于3次），二次入户或电话调查只限于10个问题。如果10个问题有3个及以上问题不符，说明该调查组调查质量存在严重问题，该组所有问卷及所有问题都需重新复核。

复核调查员：_____
复核时间：____年____月____日

表 3-3 社区复核调查质量控制汇总表 (CHD-QC-8)

街道_____

复核时间	复核问卷数	合格问卷数	合格率

注:每个检测点抽样复核不少于3次。

督导员:_____

汇总日期:_____年___月___日

附件五　部分指标解释

一、人口学指标

1. 平均人口数　各种卫生信息指标（如发病率、患病率、死亡率等）常将人口数作为分母。社区卫生诊断中常需计算年平均人口数，资料一般来源于公安部门两个年末人口数。

$$平均人口数 = \frac{(上年末人口数 + 本年末人口数)}{2}$$

2. 人口性别构成

（1）性别百分比，即总人口中女性或男性人口所占的百分比。

$$性别百分比（\%）= \frac{男性人口数或女性人口数}{总人口数} \times 100\%$$

（2）性比例即以女性为100或1时的男性人口数。

$$性比例 = \left(\frac{男性人口数}{女性人口数}\right) \times 100 : 100$$

3. 人口年龄构成　可按照5岁或10岁分组统计。也可按0岁～（婴幼儿）、3岁～（学龄前儿童）、7岁～（未成年学龄儿童）、18岁～（成年）等分组统计。

$$年龄构成比（\%）=\frac{某年龄组人数}{同年总人口数}\times 100\%$$

4. 重点人群构成

(1) 老年人口系数(%)=

$$\frac{60岁及以上老年人口数}{总人口数}\times 100\%$$

(2) 未成年人口构成比（%）=

$$\frac{18岁以下未成年人口数}{总人口数}\times 100\%$$

(3) 育龄妇女人口构成比（%）

$$=\frac{育龄妇女人口数}{总人口数}\times 100\%$$

(4) 老年人口构成：按照 45～59 岁为老年前期、60～69 岁为低龄老人、70～79 岁为中龄老人、80 岁以上为高龄老人、90 岁以上为长寿老人进行老年人口构成统计。

5. 老年负担系数

$$老年负担系数（\%）=\frac{60岁及以上老年人口数}{15～59岁人口数}\times 100\%$$

6. 出生率 指每 1000 人口中出生人数。

$$出生率（‰）=\frac{全年活产婴儿数}{同年平均人口数}\times 1000‰$$

7. 总生育率 育龄妇女指 15～49 岁妇女。

$$总生育率（‰）=\frac{全年活产婴儿数}{同年育龄妇女数}\times 1000‰$$

8. 人口自然增长率 是指年度内人口自然增长数（即出生人数与死亡人数之差）与该年度平均人口数之比。

$$人口自然增长率（‰）=\frac{年出生数-年死亡数}{同年平均人口数}\times 1000‰$$

或 人口自然增长率（‰）=

$$\frac{年内人口自然增长数}{年平均人口数}\times 1000‰$$

或 人口自然增长率（‰）＝人口出生率－死亡率

二、死亡指标

1. 总死亡率 又称普通死亡率。

$$总死亡率（‰）=\frac{年死亡总数}{同年平均人口数}\times 1000‰$$

2. 年龄别死亡率（‰）

$$=\frac{某年龄组年死亡人数}{同年龄组平均人口数}\times 1000‰$$

3. 婴儿死亡率 指年内周岁内婴儿死亡数与全年活产婴儿数之比，活产婴儿是指怀孕满 28 周，出生后有过生命现象（包括暂短的生命现象）者，即生后有过呼吸、脐带搏动、心跳、随意肌运动者。

婴儿死亡率（‰）

$$=\frac{\text{全年出生不满周岁的婴儿死亡数}}{\text{同年活产婴儿数}}\times 1000‰$$

4. 新生儿死亡率　一般约占婴儿死亡率的一半。

新生儿死亡率（‰）

$$=\frac{\text{全年出生不满1月新生儿死亡数}}{\text{同年活产婴儿数}}\times 1000‰$$

5. 5岁以下儿童死亡率　反映出生儿童活不到5岁的几率。

5岁以下儿童死亡率（‰）

$$=\frac{\text{全年不满5岁儿童死亡数}}{\text{同年活产婴儿数}}\times 1000‰$$

6. 孕产妇死亡率（/10万）

$$=\frac{\text{全年孕产妇死亡数}}{\text{同年活产婴儿数}}\times 10万$$

7. 死亡专率　按死因、年龄、性别、民族、职业等分类计算死亡率，称为死亡专率。注意统计时分母人口数应与产生分子的人口数相对应。如计算40岁以上胃癌死亡专率，其分母则应为 40 岁以上的人口数。

$$死亡专率 = \frac{全年某类人群死亡数}{同年同类人群平均人口数} \times K$$

式中 K 为比例基数，视所计算的死亡专率情况可取 1000‰、10000/万 或 100000/10 万。

8. 死因别死亡率　根据死因计算的死亡率称为死因别死亡率，是死亡专率之一。死因别死亡率是指全年某种死因死亡数与同年平均人口数之比。

$$死因别死亡率 = \frac{全年某种死因死亡数}{同年平均人口数} \times K$$

式中 K 为比例基数，按惯例或某死因死亡发生强度而定，可以是 1000‰、10000/万、100000/10 万

9. 死因构成比与死因顺位

（1）死因构成比指全年因某死因死亡的人数占同年死亡总人数的百分比。

$$某类死因构成比（\%） = \frac{全年某类死因死亡人数}{同年死亡总人数} \times 100\%$$

（2）死因顺位是将各类（或各项）死因按死因构成比（%）的大小排列顺位。该资料一般做统计表和统计图。后者更能直观看到死于各类死因的比例。如表 1。

表1 某社区居民死因构成（2004年）

顺位	死亡原因	死亡人数	构成比（%）
1	心脏病	36	27.48
2	脑血管病	31	23.66
3	恶性肿瘤	25	19.08
4	呼吸系统疾病	19	14.50
5	内分泌系统疾病	9	6.81
6	消化系统疾病	4	3.05
7	损伤和中毒	3	2.29
8	其他	4	3.05
	合计	131	100.00

三、疾病指标

1. 发病率　指一定期间内一定人群中某病新病例出现的频率。一般以年为单位。发病率也可按年龄、性别、民族、职业等分类计算，称为发病专率，但注意统计时分母人口数应与产生分子的人口数相对应。

$$发病率 = \frac{全年某人群发生某病的新病例数}{同年同人群平均人口数} \times K$$

式中K为比例，基数按惯例或疾病发生强度而定，可以是1000‰、10000/万、100000/10万

2. 残疾患病率（%）

$$= \frac{某时期现有残疾患病人数}{同期平均人口数} \times 100\%$$

3. 疾病构成比（%）

$$=\frac{某种（类）疾病病例数}{各种（类）疾病总例数}\times100\%$$

4. 慢性病患病率　慢性病患病是指通过询问被调查者，患有经过医务人员明确诊断的各类慢性疾病，包括慢性传染性和非传染性疾病。

$$慢性病患病率（\%）=\frac{慢性病患病病例数}{调查总人数}\times100\%$$

$$检出率（\%）=\frac{某类人群某病检出人数}{受检总人数}\times100\%$$

患病率与发病率含义不同，不可混淆。发病率是指某一时间内某人群中发生某病的新发病例数；而患病率则是指某一时期（或时间点）某人群中现有某病的病例数，而不管这些病例的发生时间。

5. 两周患病指标

（1）两周患病率　指每千调查居民中两周内的患病人次数。

（2）两周患病者发病时间构成　指两周内患病者中，急性病在两周内发生、两周前发生延续到两周内以及慢性病持续到两周内的构成比。

（3）两周患病疾病别、人口特征别构成　指按照疾病系统、疾病别、年龄、性别等分类统计患病构成比。

（4）每千人两周患病持续（卧床、休工、休学）天数

每千人两周患病持续（卧床、休工、休学）天数

$$= \frac{两周患病持续（卧床、休工、休学）总天数}{调查总人数} \times 1000‰$$

（5）两周患病卧床率（‰） 指每千人中两周内患病卧床的人次数。

$$两周患病卧床率（‰）= \frac{两周患病卧床人次数}{调查总人数} \times 1000‰$$

（6）两周患病休工率（‰）指每千 15～64 岁在职人口中两周内患病休工的人次数。

$$两周患病休工率（‰）= \frac{两周患病休工人次数}{调查的 15～64 岁在职总人数} \times 1000‰$$

（7）两周患病休学率（‰）指每千在学人口中两周内患病休学的人次数。

$$两周患病休学率（‰）= \frac{两周患病休学人次数}{调查的在学总人数} \times 1000‰$$

6. 高血压病人新发现比例是指体格检查中，检出本

人不知的高血压比例。

$$高血压新发现比例\% = \frac{新发现高血压人数}{调查的高血压总人数} \times 100\%$$

四、健康影响因素指标

1. 吸烟指标　吸烟指被调查者累计吸烟达 100 支，并且调查时还在吸烟者。戒烟指累计吸烟曾经达 100 支，但目前已经不再吸烟。

（1）吸烟率（％）$= \frac{发现吸烟人数}{调查人数} \times 100\%$

（2）平均吸烟量　指吸烟者近 1 年内平均每天吸烟量。

（3）吸烟严重程度构成比　指每天吸烟 1～9 支（轻度）、10～19 支（中度）与 20 支及以上（重度）人数构成比。

（4）戒烟率　指人群中目前已经戒烟者（不包括戒烟后现又复吸者）占所有曾经吸烟者的百分比。

2. 饮酒指标

（1）饮酒情况构成　将被调查者的饮酒情况分为：不饮或很少饮酒（平时不饮酒，偶尔聚会时饮酒）、偶尔饮酒（每个星期饮酒次数不足 3 次，没有形成饮酒习惯）和经常饮酒（每个星期有 3 次以上饮酒，并形成饮酒习惯），统计调查人群中构成比。

（2）经常饮酒率　指经常饮酒人数占调查总人数比例。

$$经常饮酒率（\%）=\frac{经常饮酒人数}{调查总人数}\times100\%$$

（3）酗酒率　指酗酒人数占调查总人数比例。酗酒者指在过去1个月内曾有过一次或几次饮酒，一次饮酒量超过相当于3两50度白酒的量。

$$酗酒率（\%）=\frac{酗酒人数}{调查总人数}\times100\%$$

3. 超重肥胖指标（18岁及以上人群）

（1）体质指数 $(BMI)=\dfrac{体重（kg）}{[身高（m）]^2}$

WHO亚洲成年人的体重划分建议

体质指数	体重含义
<18.5	消瘦
18.5~22.9	正常
≥23	超重
≥25	肥胖

（2）正常成年人的腰围标准：男性<90cm；女性<85cm。

(3) 成人腰臀比正常范围：男性＜0.9；女性＜0.85。

中心型肥胖判断标准：

男性　腰围≥90cm、腰臀比≥0.9

女性　腰围≥85cm、腰臀比≥0.85

4. 运动锻炼指标　（18岁及以上人群）

世界卫生组织提出：每周一次以上体育训练或比赛（如田径、游泳、球类活动等）、每周4小时以上的慢跑或健身（如健身舞蹈或体操等）为主动锻炼。实际中，由于工作和生活需要坚持的活动诸如骑车等为被动锻炼。

$$主动锻炼率（\%）=\frac{主动锻炼人数}{调查人数}\times 100\%$$

5. 不合理膳食指标

$$某种不合理膳食流行率（\%）=\frac{某种不合理膳食人数}{调查人数}\times 100\%$$

五、卫生服务需求与利用指标

居民医疗服务需求是指当居民感到身体不适时采取的各种诊断治疗措施，利用指居民患病后利用医疗服务机构进行诊断与治疗。

1. 门诊需求与利用指标

(1) 两周患病采取措施情况　按照就诊治疗、自我医疗和未采取任何治疗措施统计构成比。

(2) 两周就诊率　指每千人口（或每百人口）两周内因病或身体不适寻求各类医疗机构治疗服务的人次数。

(3) 两周患病未就诊比例　指两周患病者未去医疗机构就诊的例数与两周患病总例数的百分比。

2. 住院需求与利用

(1) 1年住院率　指每千人口（或每百人口）1年内总住院人次数。

(2) 1年家庭病床住院率　指每千人口（或每百人口）1年内住家庭病床人次数。

(3) 1年病房住院率　指每千人口（或每百人口）1年内病房住院人次数。

3. 社区卫生服务中心知晓与利用指标

(1) 居民对社区卫生服务中心（站）知晓率　指知道并清楚社区卫生服务中心（站）地点的人数占调查总人数的百分比。

(2) 居民对社区卫生服务中心（站）利用率　指到过社区卫生服务中心（站）接受服务人数占调查总人数的百分比。

(3) 居民对社区卫生服务中心（站）年均利用次数 指近一年来每千人口（或每百人口）居民到社区卫生服务中心（站）的人次数。

(4) 居民对社区卫生服务中心（站）利用项目构成 指每千人口（或每百人口）居民到社区卫生服务中心（站）接受服务的项目人次数及其构成。

六、居民基本卫生知识知晓指标

1. 居民基本卫生知识知晓率（%）

$$=\frac{知晓问题数}{调查问题总数}\times 100\%$$

2. 居民卫生知识知晓合格率

$$=\frac{调查问卷及格人数}{调查人数}\times 100\%$$

3. 高血压患者相关知识知晓率（%）

$$=\frac{知晓问题数}{调查问题总数}\times 100\%$$

4. 糖尿病患者相关知识知晓率（%）

$$=\frac{知晓问题数}{调查问题总数}\times 100\%$$

七、60岁及以上老年人生活质量指标

老年人生活质量状况不良比例（%）=

$$\frac{某项指标选择"4"或"5"项的人数}{调查人数}\times 100\%$$

八、50 岁以下已婚妇女健康与知识行为指标

1. 50 岁以下已婚妇女常见妇科疾病患病率　指每百名调查的已婚育龄妇女中患妇科常见病的人次数。

2. 50 岁以下已婚妇女 2 月内生殖道感染患病率　指每百名调查的已婚育龄妇女中 2 月内具有生殖道感染症状的人次数。

九、18 岁以下未成年人发育与健康行为指标

1. 婴儿爬行　小儿的爬行运动与中脑和小脑的功能有关，学会爬行后，能早接触周围环境，可促进小儿神经心理发育。婴儿 8~9 个月用上肢向前爬行；12 个月能用手、膝合用向前爬；15 个月能爬上楼梯。

2. 婴儿 4~6 个月以后应逐渐添加辅食。

3. 婴儿口腔保健

（1）口腔清洁方法　每天喂奶之后，用清洁纱布裹住食指或用乳胶指套牙刷轻柔擦洗口腔。直至第一颗牙萌出之后，用软毛小牙刷刷牙。

（2）婴儿应在 6~12 个月内安排婴儿第一次看牙，以后每半年定期进行 1 次口腔检查。

十、服务对象满意度指标

居民满意度指卫生调查中通过调查，凡是到过社区卫生服务中心（站）接受过服务的居民都视为利用，询问其满意度。服务对象满意度指根据设计要求对中心（站）各类科室部门服务对象接受服务后的直接专题调查。

1. 居民（服务对象）总满意度（%）

$$=\frac{满意问题数}{调查问题总数}\times 100\%$$

2. 居民（服务对象）对时效性（舒适性、文明性、技术性、经济性）满意度指在时效性（舒适性、文明性、技术性、经济性）方面回答满意问题数占时效性（舒适性、文明性、技术性、经济性）问题总数的百分比。

3. 各类服务对象满意度　指调查的各类服务对象回答满意问题数占同类服务对象调查问题总数的百分比。

附件六 统计表与统计图制作要求

统计表和统计图是统计描述的重要方法，是表达统计分析结果的重要工具。正确绘制统计表和统计图有助于提高统计分析质量。

一、统计表

统计表是用来描述统计资料及其指标，反映事物内在联系和规律性的表格。统计表可使分析的数据指标条理化、系统化，避免冗长的文字叙述，有利于理解、分析和比较。

1. 统计表的结构　统计表的结构如表1。

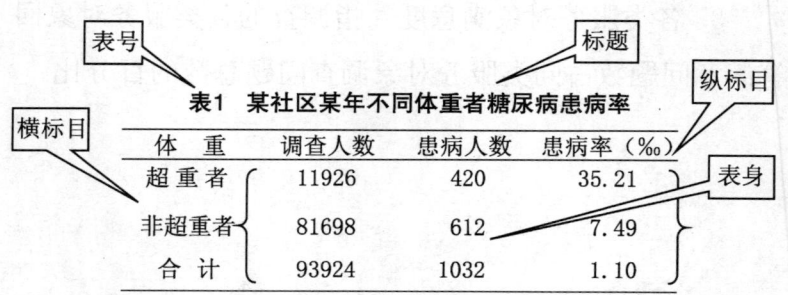

（1）标题　指统计表的名称，要求简明扼要说明表的主要内容，一张表突出一个中心，必要时注明时间和地点。标题位于统计表的上方正中央。一般一个统计表要有表号，其位置位于表的上方左侧，若同时有多

个表格,在表的标题前面注明序号,如"表1、表2、表3、……"。

(2) 横标目 位于表的左侧,用于指明统计表的横栏所代表的意义,一般为研究事物的对象,如分组类别等。

(3) 纵标目 位于表的上方偏右侧,用于表明统计表中纵栏的内容,一般为研究事物的指标,如统计指标等,其表达结果与横标目呼应。

横标目和纵标目要求文字简明,避免标目过多层次不清,有单位的要注明单位。

(4) 表身 主要指表中各种统计指标的值,占了表的大部分篇幅。统计表中的数字要用阿拉伯数字,小数位对齐,保留位数一致。表内不能留有空格,暂缺或不详用"…"表示,无数字用"-"表示。数字若是"0",则必须填"0"。表内不能用文字说明,要说明或注释时在表内用"*"标记,再在统计表的底部表明注释的主要内容。

(5) 线条 医学统计表的线条比较简单明了,通常采用三线表。只要求有顶线、底线以及将纵标目和表身分开的横线,有时在合计行与表身之间有一条横线。医学统计表不能有斜线。

2. 统计表种类　根据说明事物标志的多少，可将统计表分为简单表和复合表。

（1）简单表　按一个标志分组的统计表，如表2。

表2　某社区某年不同年龄脑血管病情况

年龄	检查人数	病人数	病人年龄构成比（%）	患病率（%）
30~	850	9	7.8	1.1
40~	800	27	23.5	3.4
50~	750	54	47.0	7.2
60~	159	25	21.7	12.8
合计	2595	115	100.0	4.4

（2）复合表　指两种或两种以上标志分组的统计表。一般复合表的分组标志不能太多，如分组标志较多时可以用多个表表示。如表3，分组标志包括了学校、年龄和患病状况，其中年龄作为表的横标目，分组标志学校和患病状况作为分层纵标目。

表3　甲乙两校35岁以上知识分子的高血压患病率

年龄（岁）	甲校			乙校		
	检查人数	病人数	患病率（%）	检查人数	病人数	患病率（%）
35~	236	16	6.78	478	23	6.90
45~	375	27	7.20	379	28	7.39
55~	384	38	9.90	235	24	10.21
65~	402	59	14.68	157	24	15.29
合计	1397	140	10.02	1249	109	8.73

3. 统计表制作原则

（1）突出重点、简单明了。一张表格只有一个中心内容，要说明的问题应该十分明确，能分列多个表分别说明几个不同问题时，要分列开来，避免包罗万象。

（2）主谓分明，层次清楚。项目排列要合理，分组层次要清楚，充分运用表格纵横交叉的形式，使之一目了然。

（3）表内数据要准确可靠，需说明的数字要注明，暂时缺乏的数字和不存在的要分清楚。

（4）表格内容的排列应有一定的规则。可按规定的次序，如疾病分类、事物的重要性、变量值的大小或时间先后排列。具体做法可按资料性质予以确定。

（5）过长的表格可列续表，仍须列出标题、标目，并注明"续一"、"续二"等文字。

二、统计图

统计图是用点的位置、直条的长短、线条的升降、面积的大小以及各种图案等图形来表达统计分析的结果，反映事物及其指标间的关系。统计图形可比较直观、形象、生动地描述事物的特征，表达的结果一目了然，比统计表更容易理解和比较。但统计图只能给出概括的印象，不能非常准确地表达数据，一般需要结合文字进行描述。统计图一般分为线图、条图、直方图、圆形图、百分条图、散点图、统计地图等。

1. 统计图结构

(1) 标题　指统计图的名称，要求简明扼要，说明统计图的主要内容，要确切，必要时注明时间和地点。标题位于统计图的下方正中央。图号（图的编号或序号）位于标题的左侧。

(2) 纵横轴　纵横两轴应有标目，即纵标目和横标目，并注明度量衡单位。轴的刻度一般是等距尺度，并按比例尺度标明数值。横轴尺度自左向右，纵轴尺度自下而上，一般由小到大。纵轴尺度，一般从零开始。纵横轴实际长度的比例一般以5∶7较为适宜（圆图除外）。

(3) 图体　即统计图形。

(4) 图例　统计图中比较不同事物时，需要用不同线条、颜色和形状表示，对此需要说明，即图例说明。图例一般放在图右上角，其位置要与图体协调，使整体美观。

2. 常用统计图

(1) 普通线图　用线段的升降来表示某现象随另一现象变动的幅度或趋势，适用于反映两个定量指标间的关系。绘图要点：

①适用于连续变量资料。说明某事物因时间、条件推移而变迁的趋势。

②纵横尺度都要求等距。横轴一般表示自动发生的指标,即自变量,如时间、年龄等。纵轴一般表示因变量,如率、频数或均数等。

③纵轴采用算术尺度,从零开始。如果图形的最低点与零点差距很大,则可在纵轴基部作折断口,使线段降低以求美观。横轴可以不从零开始,如果以组段为单位,则每组均以组段下限为起点。但绘图的坐标点则应以组段中点为宜。

④同一图内不宜有太多曲线,以免混淆不清。如果一个图上有多条线时称为复式线图,则用不同线形或不同的颜色来区别,同时要用图例加以说明。

如图1反映了2003年调查城区居民不同年龄组慢性病患病率,15岁以上居民慢性病患病率随年龄增加而上升,45岁以上增加明显。

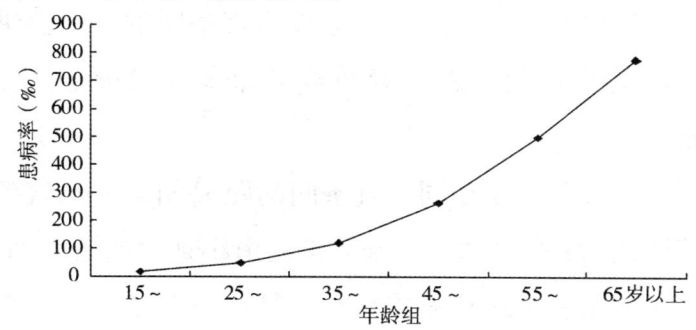

图1　2003年调查城市地区居民年龄别慢性病患病率(‰)

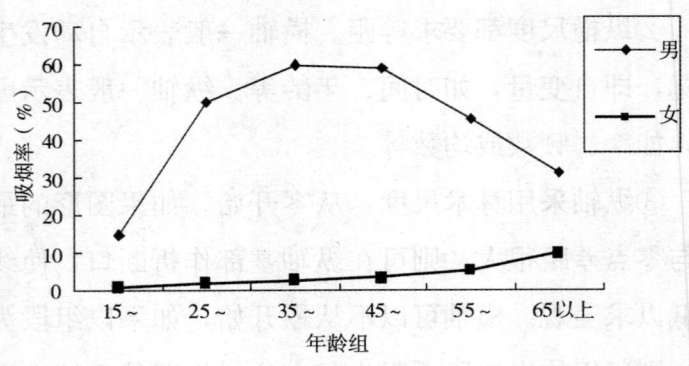

图2 2003年调查城市地区居民性别、年龄别吸烟率（%）

如图2反映了2003年全国城市卫生服务调查中，城市地区15岁以上居民不同性别的年龄别吸烟率。

（2）条图 是用等宽直条的长短来表示相互独立的各指标的大小。绘图要点：

①条图适用于按性质分组、各组独立不连续的资料。

②横轴为分组标志，一般作为直条图的基线。纵轴为各组的指标值，表示频数或频率等，尺度必须从0开始。

③各直条宽度相同，直条间的距离相等并与直条宽度相同或为其的1/2。直条的排列由小到大或由大到小。

④条图有单式和复式两种。复式条图是把多个直条作为一组，一组内的各直条间不留间隙，而直条组间有

间隙，组内各直条排列次序要前后一致，并要有图例说明直条组内各直条的意义。

如图3反映了某社区某年慢性病管理情况。

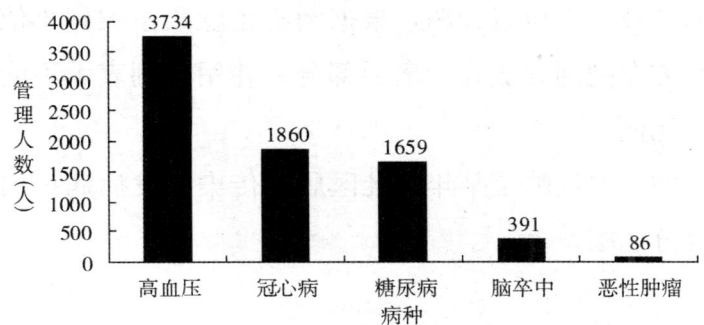

图3　某社区某年慢性病患者管理统计（人）

如图4反映了某社区某年慢性病管理患者的男女性别统计。

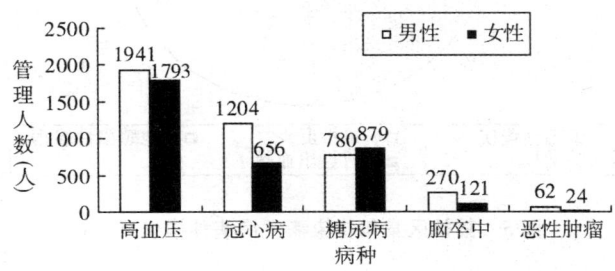

图4　某社区某年慢性病患者管理性别统计（人）

（3）圆形图　圆形图适用于构成比资料，它是以圆的整个面积代表100%,将圆面分割成多个大小不等扇形,以不同的扇形面积来表示构成比的大小。绘图要点是先将各个百分比乘以360°,获得圆心角度数,然后从圆的"12"点位置开四,根据圆心角度数按大到小依顺时针方向把圆分成几个扇形部分,并用图例表示不同的构成比例。

如图5反映了某年某社区居民传染病发病病种构成的百分比图。

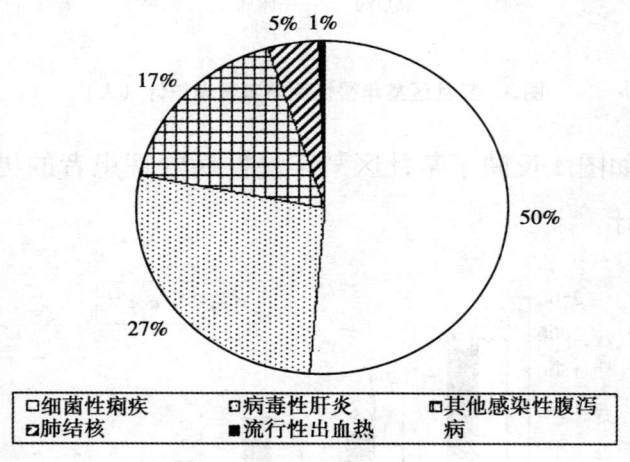

图5 某社区某年传染病发病病种构成(%)

3. 统计图制作要求

(1)目前,使用Excel、SPSS、SAS等各种计算机办公软件或统计软件,可方便地制作各种统计图。

（2）不同的图形适用于不同的资料和分析目的，要按资料的性质和分析目的正确选用适合的图形。

普通线图适用于描述一种现象随另外一种现象变化的情况；条图可以描述相互独立的资料；构成图适用于构成比资料；直方图适用于描述连续性资料的频数分布。如果为地域性资料，要表示地理分布，可选用统计地图。